健康ライブラリー　イラスト版

うつ病の人に言っていいこと・いけないこと

品川駅前メンタルクリニック院長
有馬秀晃 監修

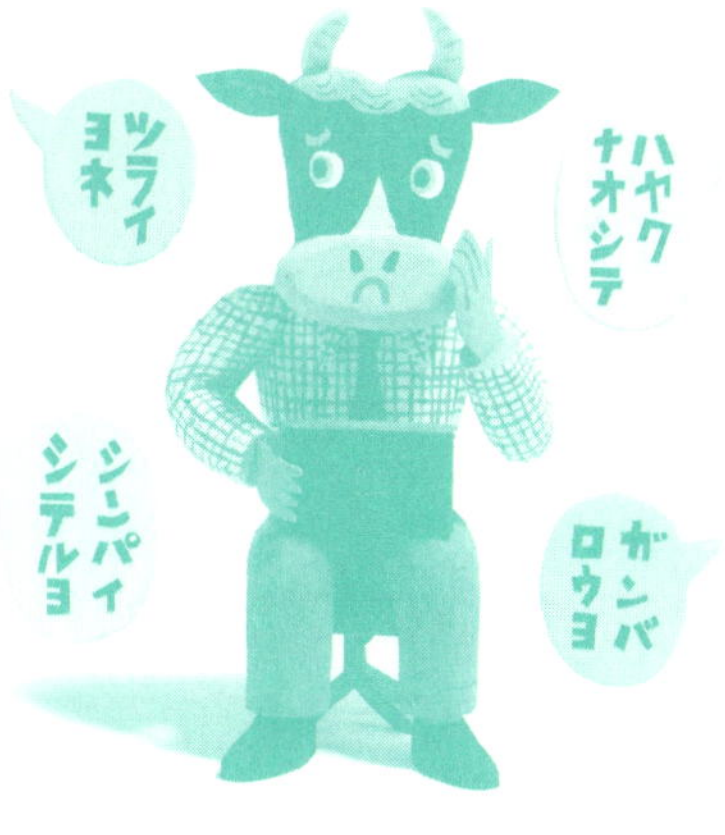

講談社

まえがき

私は、リワーク（九六ページ参照）を通じたうつ病患者さんの復職支援に十年以上とりくんできました。患者さんを支える家族への対応にも、力を入れてきました。また、企業の産業医として職場の健康管理にも携わっています。

そのような活動のなかで痛感してきたのが、うつ病患者さんを治す（単に病気が癒《い》えるだけでなく、社会的機能も回復させ、再発を防ぐ）ためには、本人への治療に加えて、家族や職場の人々など、関係者へのアドバイスや働きかけが重要だということです。

患者さんへの対応だけでは、患者さん自身はよくなっても、その人を支える家族や職場の人々が疲弊し、共倒れしてしまうことがよくあります。関係者を支えることも、必要なのです。そうした周囲の支援が、患者さんの回復に必要であることも、言うまでもありません。

しかし、臨床医の立場で患者さんの治療に携わりながら、同時に家族の気持ちや職場の意向を斟酌《しんしゃく》するのは、難しい作業です。なぜなら、ときに患者さん自身の希望と家族や職場の考えがあわないこともあるからです。誰の立場で考えるかによって、葛藤《かっとう》や矛盾がしばしば生じてしまいます。また、職場の産業医の立場では、個人への健康配慮と法令遵守、職場の秩序維持という三つのポイントに配慮した対応が必要とされますが、これも難しい作業です。

そんなとき、私はつねにバランス感覚を重視しつつ、当事者間での話し合い（意識合わせ）の場をなるべくもってもらうように心がけています。本書は、そのような考え方をもとに、さまざまな場面での対応例を説明したものです。

本文でも述べたように、本書は絶対的な正解を示すものではありません。むしろ、本書を引き合いにして、患者さんと家族、職場の人々が話し合いの機会をもってもらえれば幸いです。

品川駅前メンタルクリニック院長
有馬　秀晃

うつ病の人に言っていいこと・いけないこと

もくじ

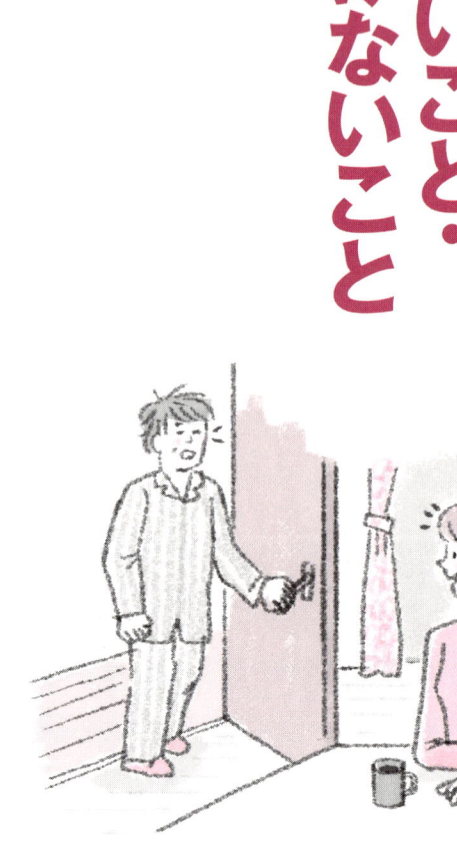

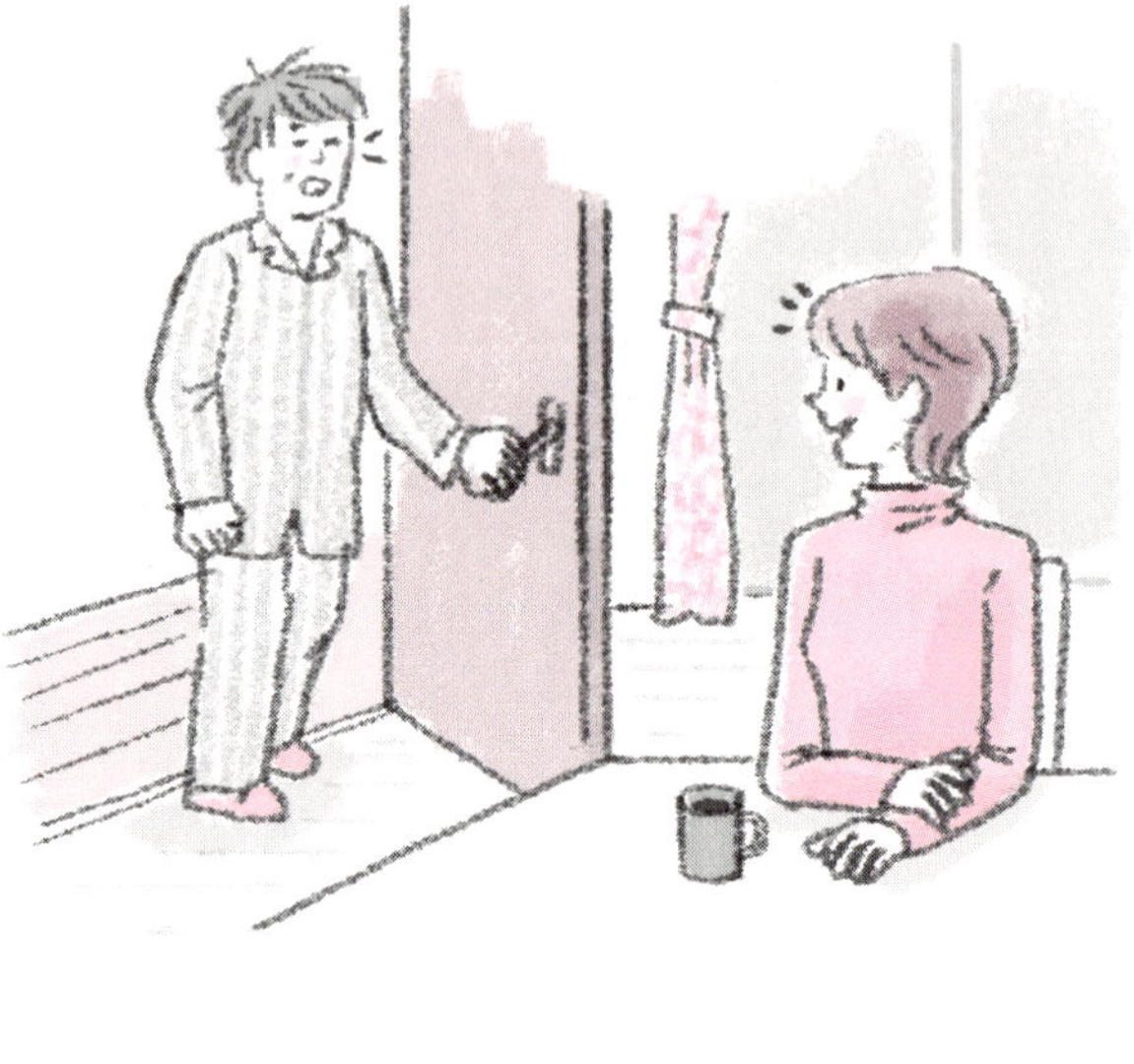

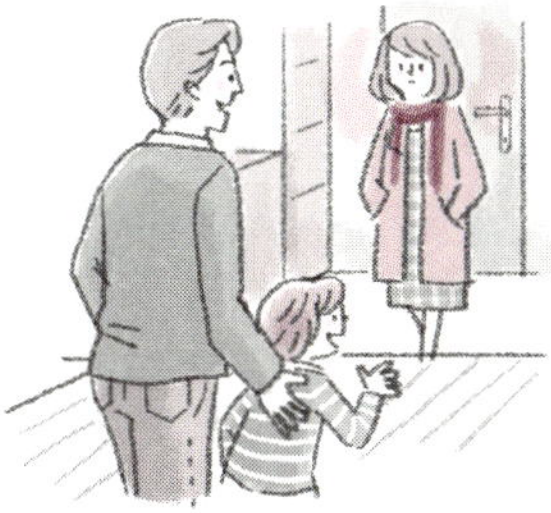

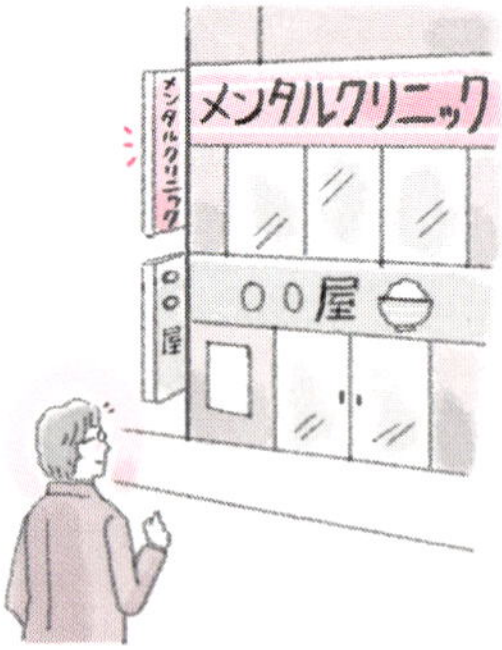
メンタルクリニック
メンタルクリニック
○○屋
○○屋

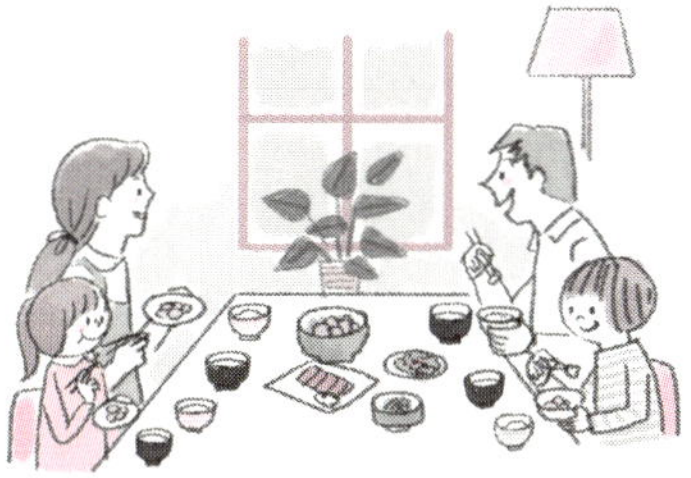

対応チェック

どんな励まし方が、うつ病の人の支えになる？

「うつ病の人を励ましてはいけない」とよく言われますが、じつは時期によっては励ましたほうがよいこともあります。日頃の対応や、自分の考え方をチェックしてみましょう。正しいと思う対応に○、間違っていると思う対応に × をつけてみてください。

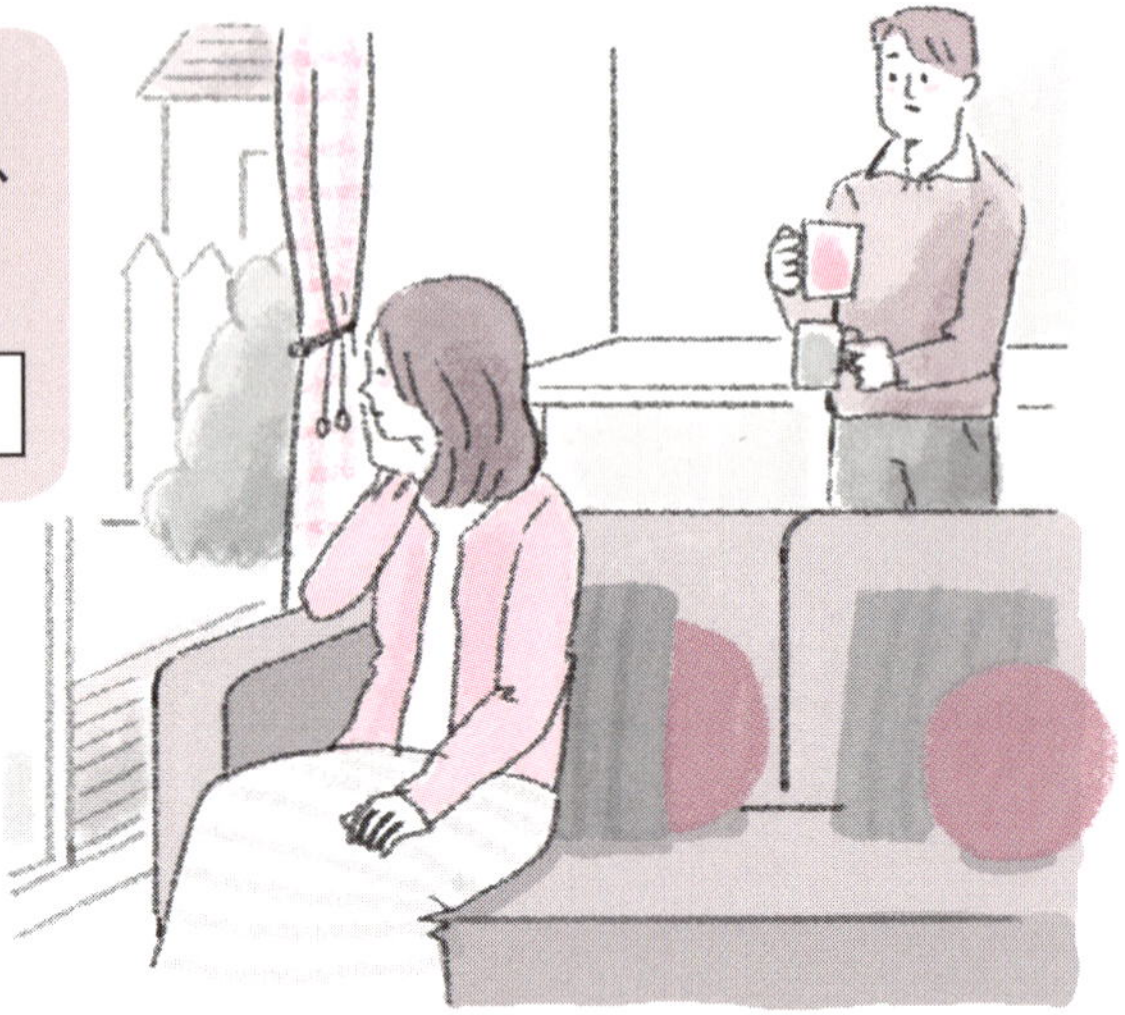

1 完治して生活が元通りになったら、はじめて励ます。「よかったね、またがんばろう！」とお祝いする □

2 家族がうつ病にかかり、外に出ようとしなくなったら「買い物にいっしょに行こう」「スポーツジムへ行ってみたら？」と、積極的に誘う □

放っておいたら、いつまでも家でボーッとしている。連れ出したほうがいい？

気晴らしになりそうなことをみつけたら、たとえ無駄でも紹介したほうがいい？

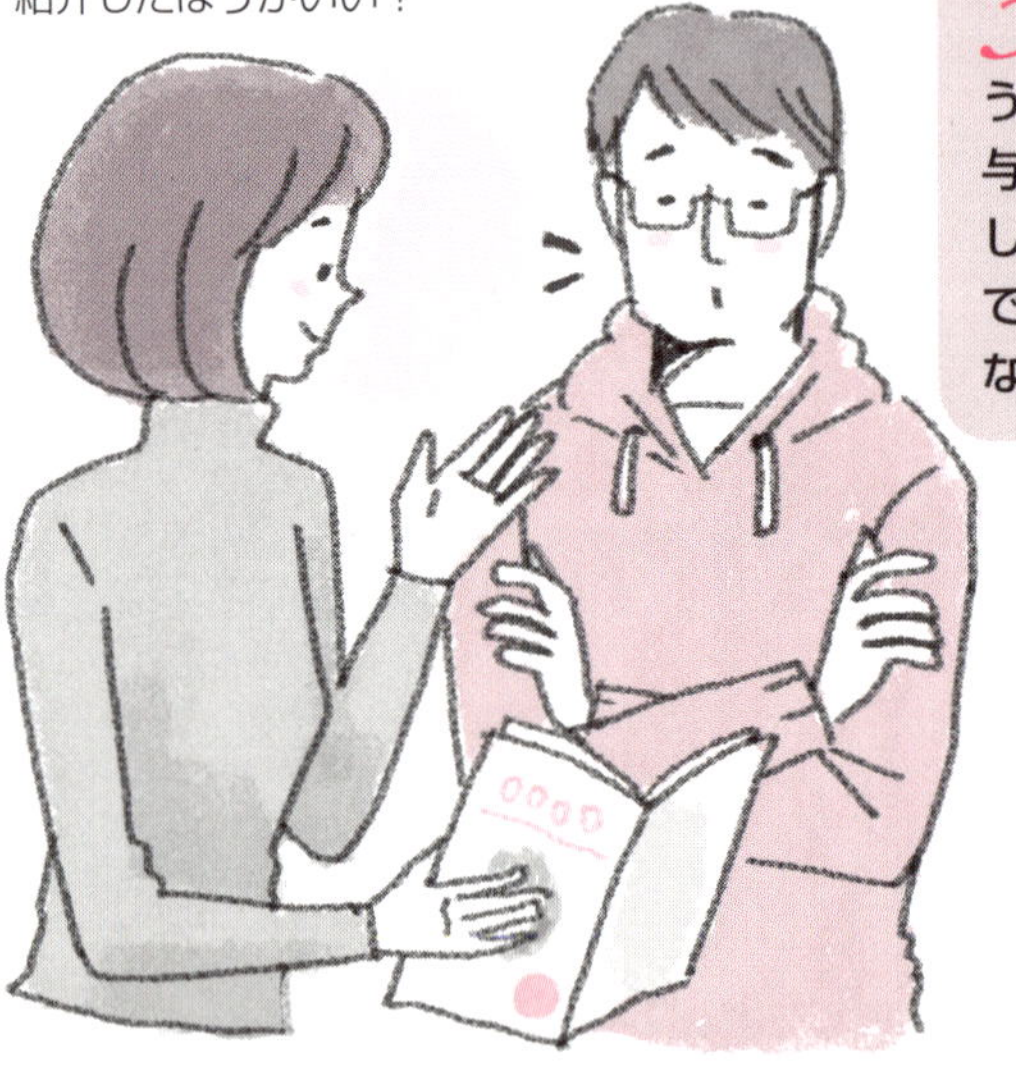

3 自宅療養は、基本的にやることがないため、うつ病の人に悩む時間を与えてしまう。「読書でもしたら？」「新聞でも読んだら？」などと提案する □

4 家族や同僚が長期間ふさぎこんでいたら「最近こんなふうに変わったよ」「あなたのことが心配だから」と伝え、医療機関の受診をすすめる □

日々をおだやかに
暮らすためには、
家族がどんな関係
になるのがいい？

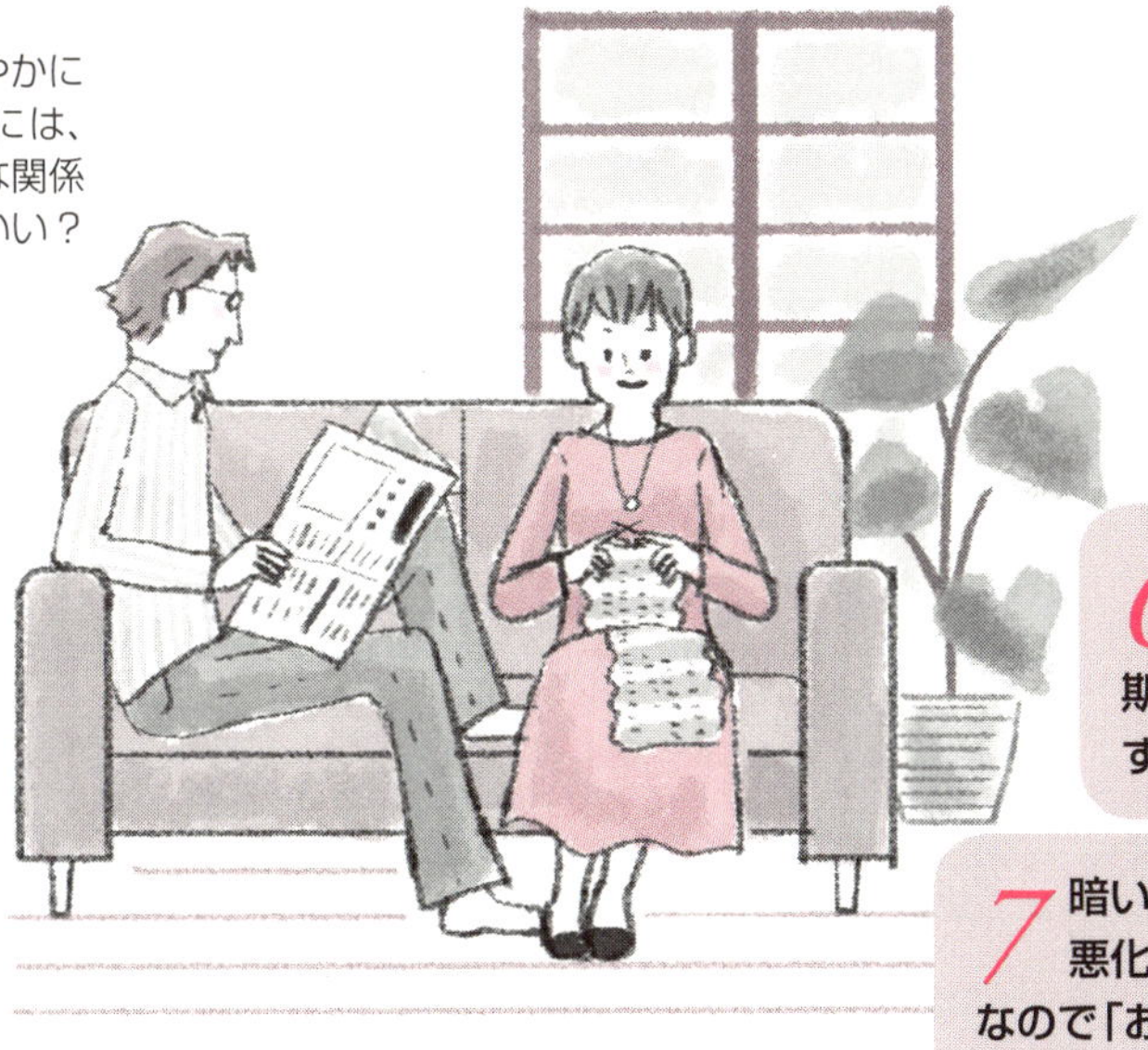

5 先々の不安があっても、とくに治療初期は「必ず治るよ」「ゆっくりやっていこう」と声をかけ、患者さんには楽にしてもらう □

6 「頼りにしているから早く治して」などと、期待をこめ、鼓舞するように話す □

7 暗い話は状況を悪化させるばかりなので「お互いに愚痴はやめよう」と言って、話を受け止めない □

8 うつ病だというが、活動的で興奮しやすい人には「本当にうつ？」「ただ、なまけているだけでは？」と指摘する □

9 軽症にみえる人には「そんなに心配しないで」「病院に行くほどじゃないよ」と声をかけ、なぐさめる □

10 患者さんの精神状態が不安定なときには判断や決断を急がせず、「落ち着いてからまた考えよう」と言って、問題を保留する □

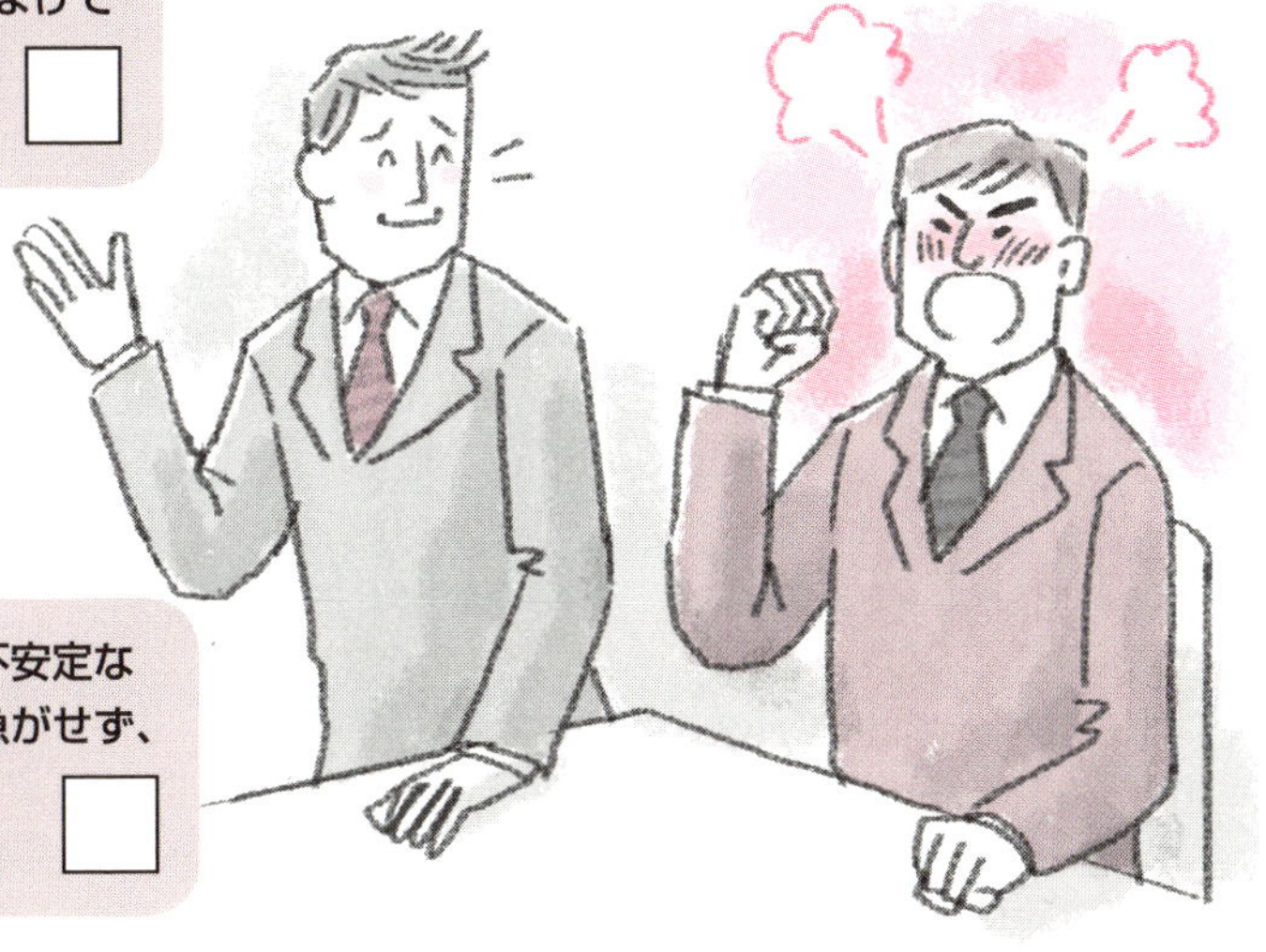

イライラしたり落ちこんだり、不安定な人にはどう接すればいい？

答えと解説は次のページ

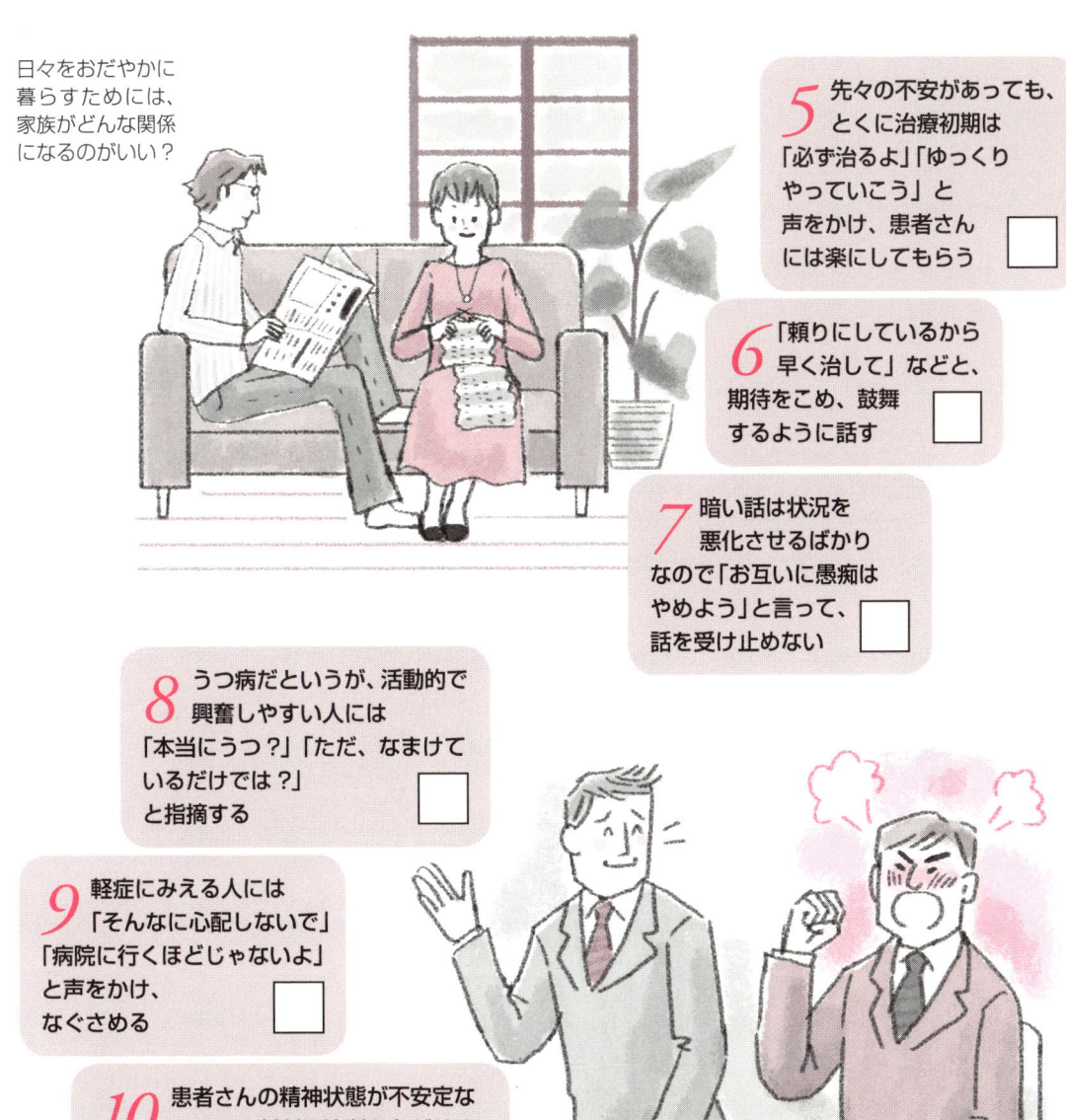

答えと解説

うつ病は、治療を受ければ治っていくものです。家族や同僚は「必ず治る」という信念をもって、患者さんを励ましていきましょう。ただし、治療初期は無理に励ますと状態が悪化することもあります。タイミングを見極めることが大切です。

1 △

必ずしも生活が元通りになるまで待たなくてもいいでしょう。症状がやわらぎ、生活リズムが安定してきたら、「よくなってきたね」とおだやかに励まします。少しずつ、外出や人との交流をうながすことでリハビリ効果が期待できます。

→20ページ参照

2 ×

治療初期は、意欲の減退があり、本人が自分から外に出ようとはしないもの。まだ症状が強く、休養が必要な時期です。この時期には、無理に誘わず、しっかり休ませてください。

→24ページ参照

3 ×

療養中は活動を減らし、時間をゆったり使います。まわりの期待や時間的制約に心をとらわれていたら、心身は休まりません。たとえ治療の役に立ちそうな活動でも、まだすすめないほうがいいでしょう。

→82ページ参照

4 ○

早めに受診するのはよいことです。まわりでみていて気づいたことを具体的に話し、心配していることを伝えましょう。病気かどうかは本人では判断がつかないので、専門家の受診をうながします。

職場では……病気と決めつけて休職をしいると問題になることがあります。受診については本人と相談しましょう。

→46ページ参照

5 ○

うつ病の人の多くはがんばりすぎて心身の調子をくずし、休んでいます。現実的な心配や不安を伝えても、状態を悪化させるだけ。愚痴は伝えず、本人の話を聞いてください。そして「必ず治る」と伝え、安心感をつくってください。

→28ページ参照

6 ×

「頼りにしている」「期待している」と言うと、うつ病の人をあせらせ、自責の念をしばしば抱かせます。「早く元に戻らなければ」「自分がやらなければ」と考えさせてしまい、発症中で判断力が落ちている人に過度の負担をかけかねません。

→16ページ参照

7 ×

愚痴や弱音を言うことも、ときには必要です。長時間でなければ、話してもかまいません。話を聞かないようにしていると、疎外感を与えてしまうことがあります。とくに自殺をほのめかす話には注意してください。

→14ページ参照

8 ×

一見、活動的で、うつ病に、みえない人が、うつ病や躁うつ病にかかっている場合もあります。イメージ優先で「うつ病ではない」「ただのなまけだ」と決めつけず、慎重に対応しましょう。

→58ページ参照

9 ×

うつ病を否定的なイメージでとらえ、病気から目をそむけようとするのは、よい対応ではありません。あとで病気がわかった場合に、言い出しにくくなってしまいます。病気を公表できるくらいにすごしやすい環境が必要です。

→68ページ参照

10 ○

症状が強く、悲観的になっているときは、適切な判断ができない可能性があります。なにか問題があっても、急いで結論を出そうとせず、状態が落ち着くのを待ちましょう。場合によっては、家族が代行してもかまいません。

職場では……回復を待つのはいいのですが、「完治するまで仕事をさせない」という言い方になると、問題です。

→48・78ページ参照

1

【家族ができること】

励ましてもいいが、本音は言わないで

うつ病の人をいつまでも休ませておくと、回復が停滞すると言われています。
症状がやわらいできたら、じょじょに励まし、活動をうながしていきましょう。
これは、毎日いっしょにいる家族の役割です。
励ますときには、現実的で厳しい話題はさけ、よくなった点を言葉にしていきます。

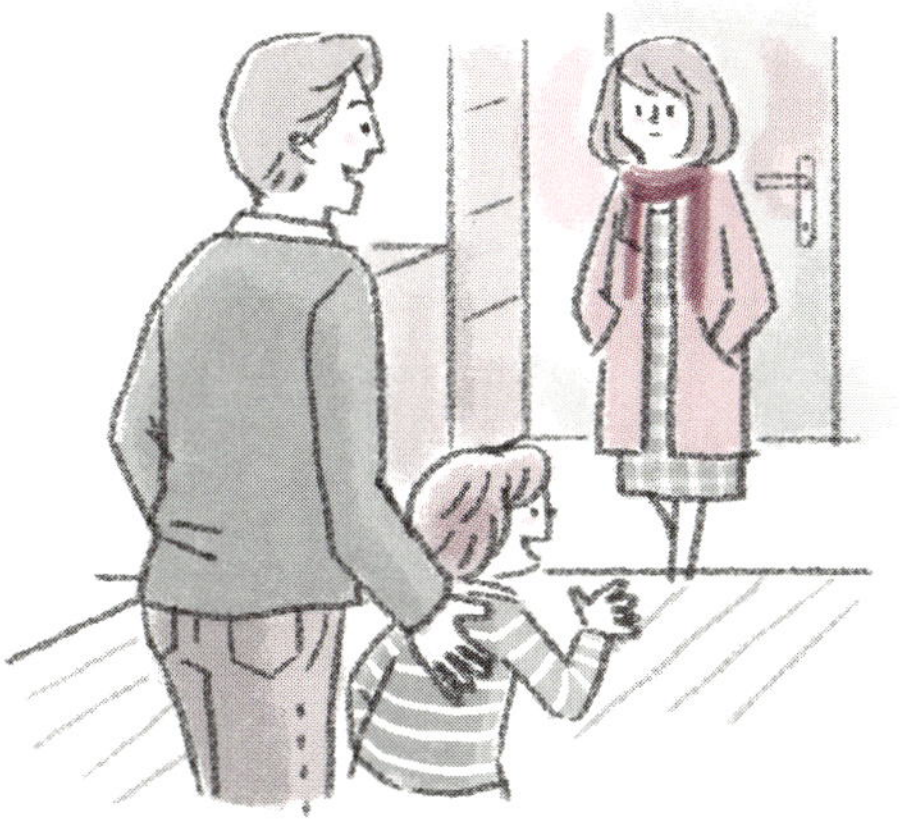

自宅療養期とリハビリ期を分けて考える

治療中の生活を、初期と後期に分けて考えましょう。心身が不安定な初期には、むやみに励まさないようにします。

時期によって励まし方を変える

うつ病の治療には、自宅で心身を休める時期と、再び外に出て生活を整えていく時期があります。家族の関わり方はそれぞれの時期で異なります。

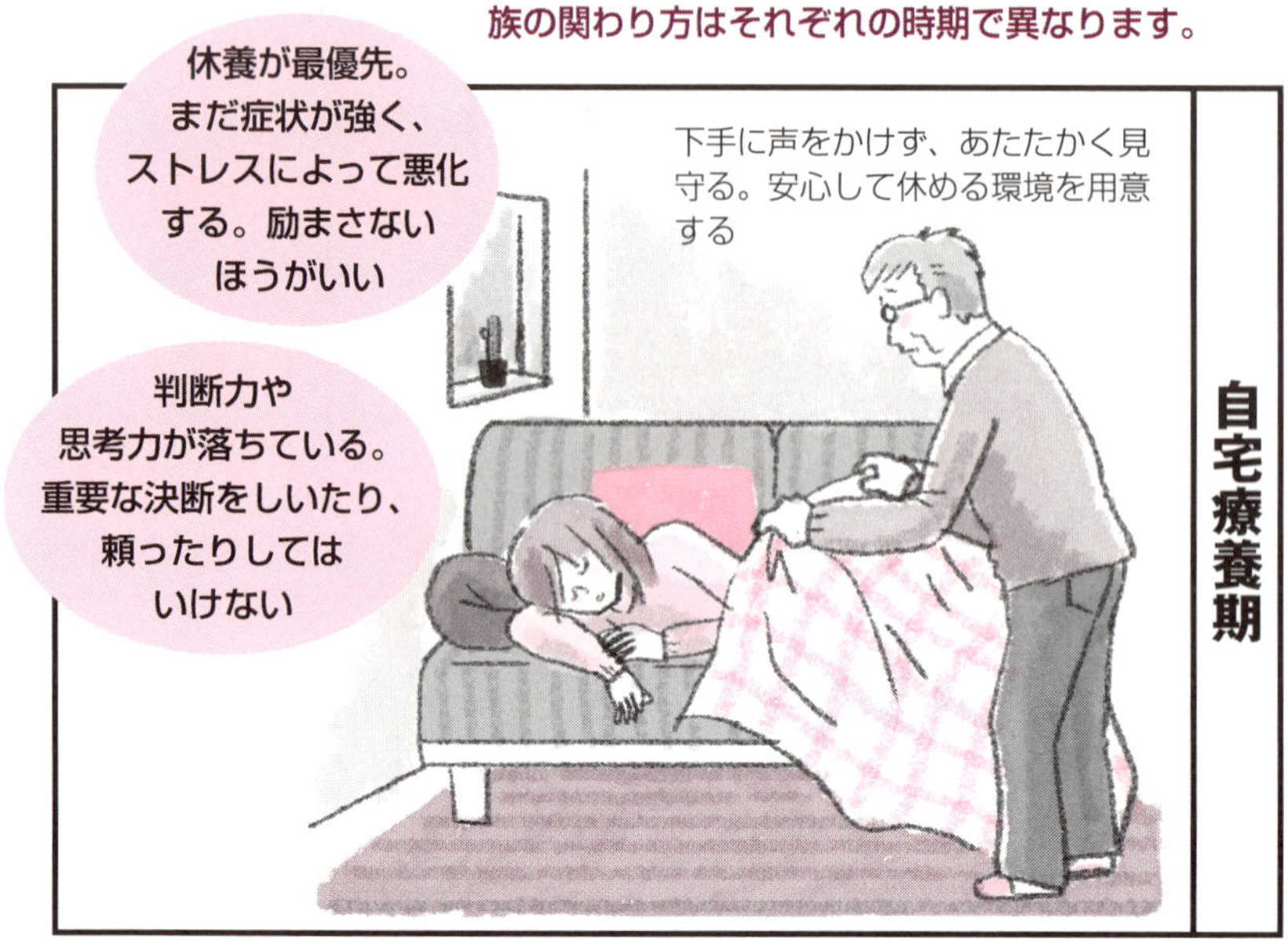
自宅療養期
休養が最優先。まだ症状が強く、ストレスによって悪化する。励まさないほうがいい
判断力や思考力が落ちている。重要な決断をしいたり、頼ったりしてはいけない
下手に声をかけず、あたたかく見守る。安心して休める環境を用意する

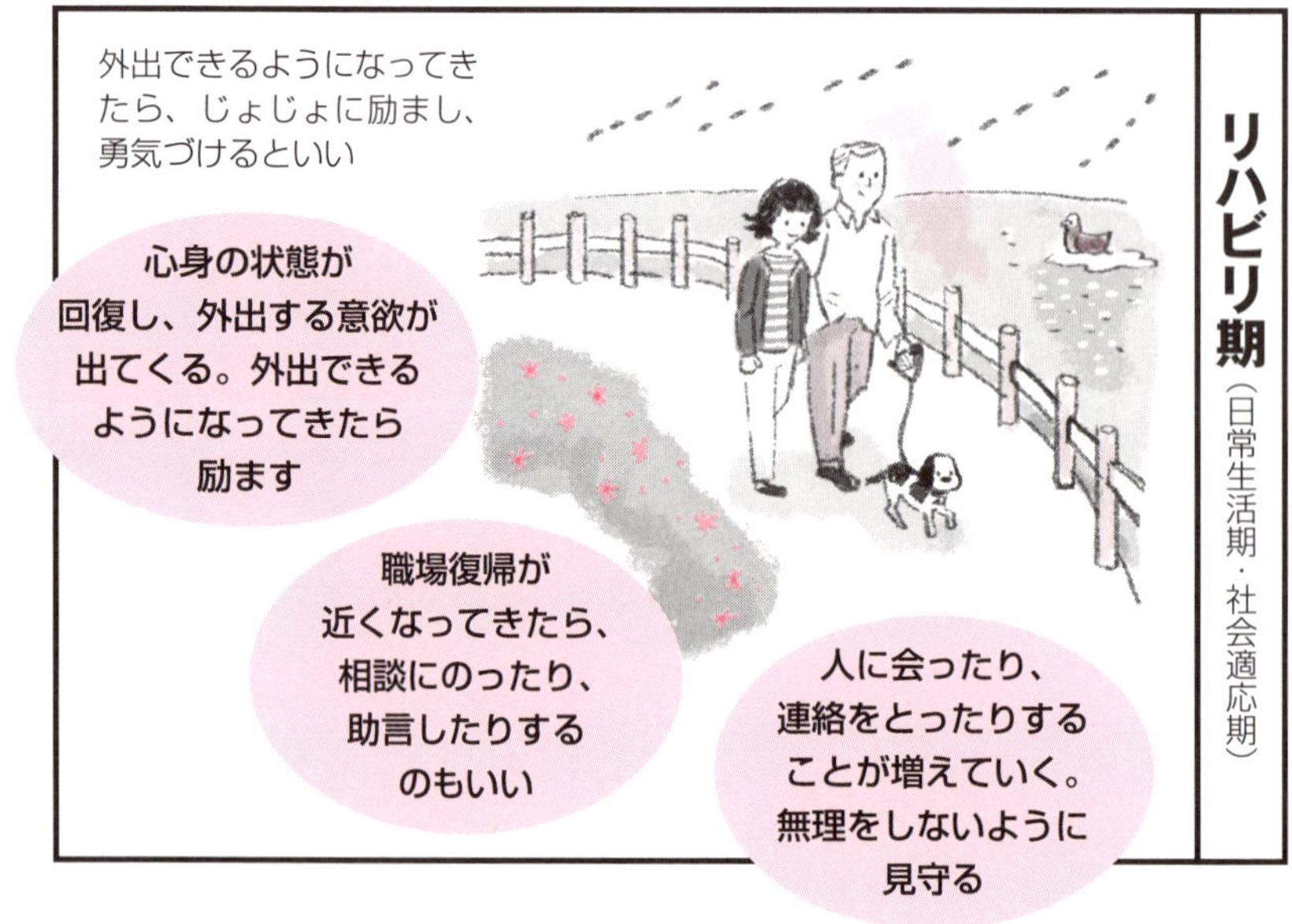
リハビリ期（日常生活期・社会適応期）
外出できるようになってきたら、じょじょに励まし、勇気づけるといい
心身の状態が回復し、外出する意欲が出てくる。外出できるようになってきたら励ます
職場復帰が近くなってきたら、相談にのったり、助言したりするのもいい
人に会ったり、連絡をとったりすることが増えていく。無理をしないように見守る

「励ましてはいけない」とよく言うけれど

うつ病治療中の人に「がんばれ」と声をかけると、プレッシャーを与えてしまい、状態を悪化させると、よく言われます。

このアドバイスは、正解でもあり、間違いでもあります。

治療初期で認知のゆがみが出ているときは、激励を「ダメ出し」と受けとりがちです。療養期は睡眠と食事がとれ、安心できていれば十分。「励まさない」が正解です。

いつまでも休んでいると回復が進まない

いっぽう、治療が奏功して心身が回復してきた人には、勇気づける意味で、ある程度のあと押し、励ましが必要となります。

元気になってきたとはいえ、長く休んでいたため、活動への自信を失っています。この時期は「適度に励ます」のが正解。主治医と相談しながら、社会生活や職場への復帰を目標にしていきます。

対応のポイント

患者さん本人のペースを守る

励ますときのポイントは、患者さん本人の意欲にあわせること。意欲が戻って回復傾向がみえてきたら、その勢いをあと押しする感覚で、励ましていきましょう。

回復の目安

本人の表情や態度、発言などから、状態を読みとる。生活リズムの安定度も参考に

本人に、やりたいことや行きたいところを聞く。答えが返ってくれば、意欲が感じられる

本人の承諾を得たうえで、主治医に相談。現在の回復度をたずねる

ペースにあわせて話す

本人の回復ペースを援護するようなイメージで励ます。より早い回復を求める言い方にならないよう、注意する

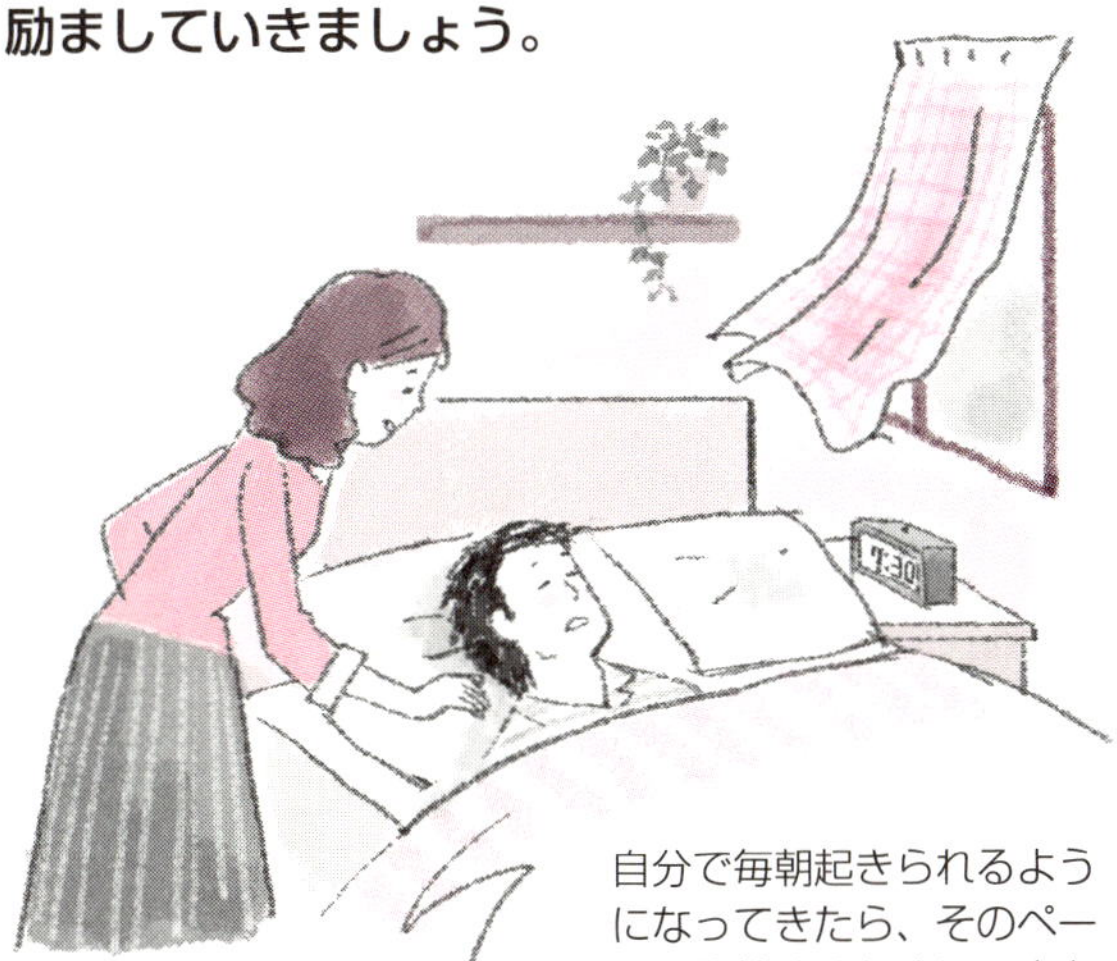

自分で毎朝起きられるようになってきたら、そのペースを維持するために、声をかけて起こしてもいい

言っていいこと（自宅療養期）

生活リズムのよい変化を伝える

治療初期は、どんな言葉をかけても負担になりかねません。言っていいのはよい面を認めることくらいで、それも口数は少ないほうがいいでしょう。

言っていいこと

聞くのが基本、伝えることは少なく

療養中はあれこれと声をかけず、とにかく休ませます。本人がなにか話したいときには、それを聞いてください。ただ聞くだけでかまいません。家族から伝えるのは、よくなってきた実感や、薬ののみ忘れのことくらいです。

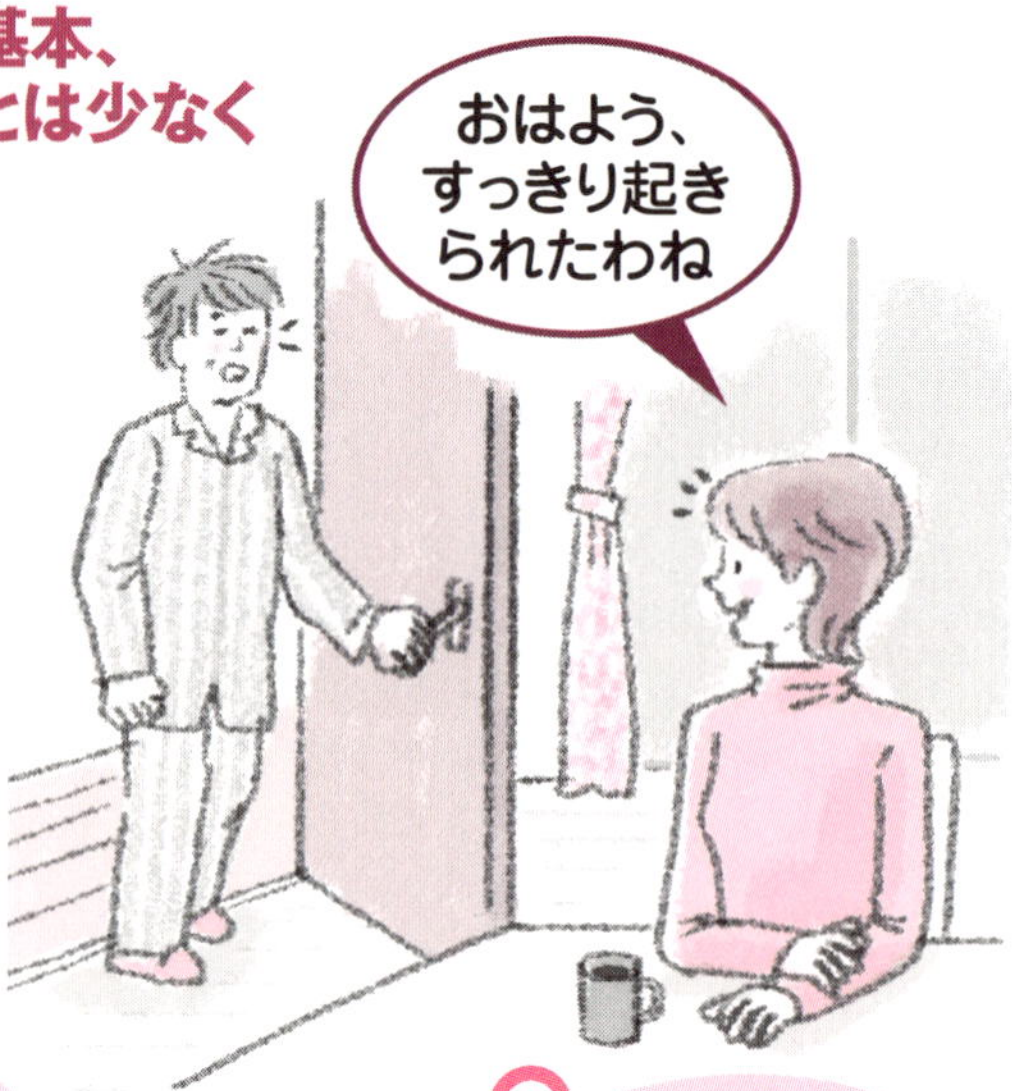

○ 髪型や服装、表情、姿勢など、身だしなみが整ってきたことを話す

○ 注意や指摘は基本的に不要だが、薬ののみ忘れだけは、はっきり伝える

○ 朝、起きられていることなど、生活が安定してきたことを言葉で表現する

大げさにほめると、次の日への重圧になりかねない。さりげなく伝えたい

いけないこと

生活リズムの悪化をそのつど指摘する

生活リズムが乱れるたびに「心配だ」「大丈夫か」と言っていると、本人も不安になってしまいます。かといって、なんでも放置しておくのは問題です。心配なときは主治医への相談も考えましょう。

× 気になったことをどんどん伝える。「元気がないね」「食事、残したの」などと否定的なことも言う

× あきらかに調子が悪そうなのに、なにもしない

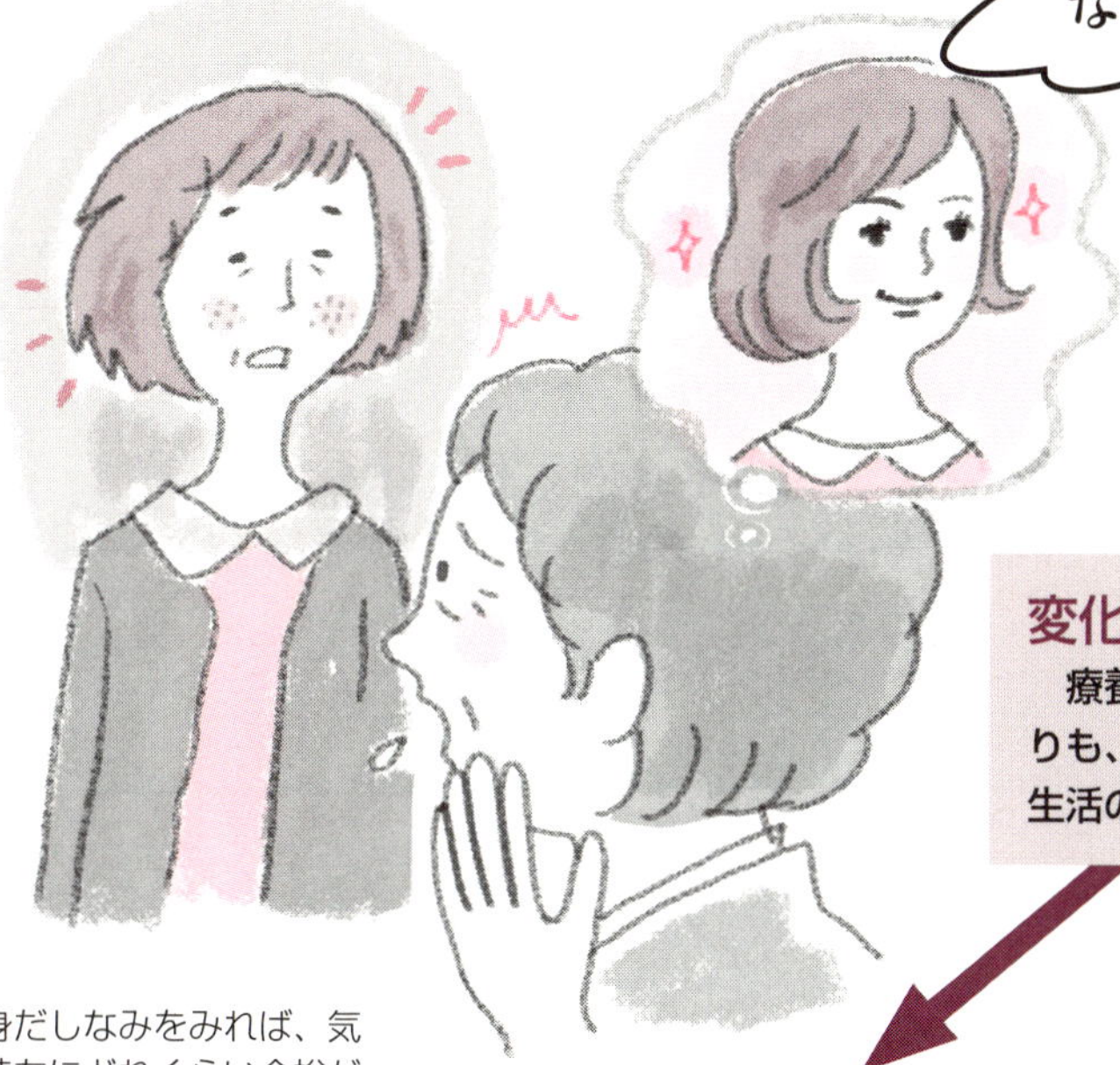

身だしなみをみれば、気持ちにどれくらい余裕が出てきているかがわかる

なぜ伝える?

生活チェックは再発予防にも役立つ

生活リズムや身だしなみに目を向けることで、症状の変化に気づきやすくなります。回復を実感するとともに、悪化も感じとれるようになるのです。悪くなったことに早く気づけば、対処も早くできます。

変化を気にしておく

療養中は、声をかけることよりも、見守ることに意識を集中。生活の変化をよくみる

悪化に早く気づく

よくない変化にも、すぐに気づく。主治医に伝え、治療方針を見直してもらう機会になる

回復を実感できる

生活が整っていく様子から、回復を実感。家族として安心できる。発言も前向きになる

POINT

再発の兆しは、体や行動にも出る

精神症状の変化は、専門家でなければ評価するのが難しいものです。家族はむしろ身体面や行動面の変化を観察しましょう。体の変化をよくみていれば、再発の兆しに気づけます。

「ほめよう」と思わないほうが、うまくいく

うつ病の人の生活リズムに注目して暮らしていくと、しだいによい日とそうでない日を分けてみられるようになってきます。そして、理想的にすごせた日には喜び、不安定な日には落胆するようになってしまいがちです。

しかし、家族が患者さんの生活に一喜一憂するような状況では、お互いにストレスが増えます。

評価しよう、無理にほめようと思わずに、生活を見守ってください。家族として気づいたことがあれば、主治医に伝えましょう。

言っていいこと（自宅療養期）

自殺をほのめかされたら、話を聞く

うつ病の症状のひとつに自殺願望があります。これは軽視できないものです。自殺をほのめかされたら、しっかりと耳を傾け、「生きていてほしい」と伝えてください。

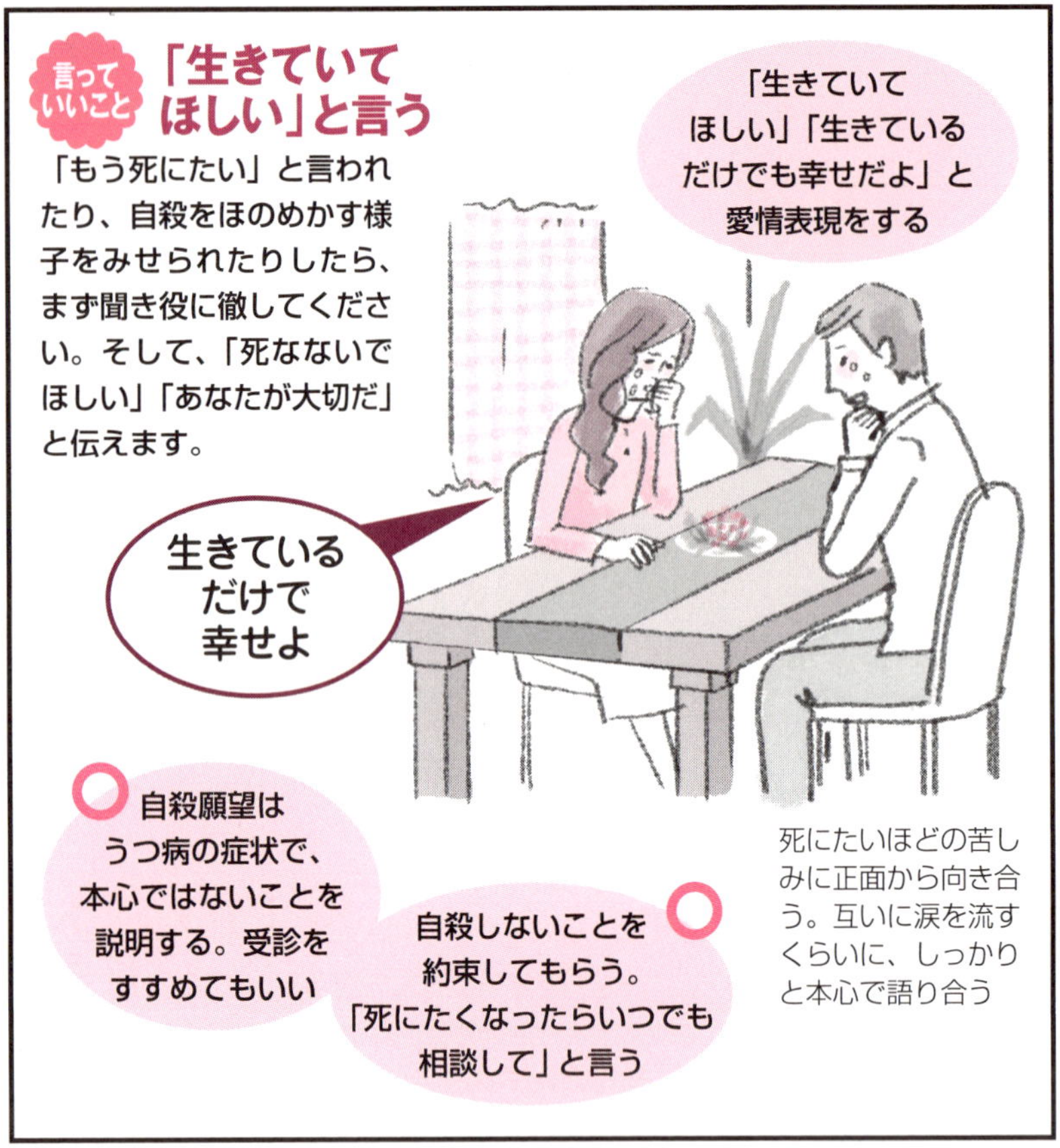

言っていいこと
「生きていてほしい」と言う
「もう死にたい」と言われたり、自殺をほのめかす様子をみせられたりしたら、まず聞き役に徹してください。そして、「死なないでほしい」「あなたが大切だ」と伝えます。
「生きていてほしい」「生きているだけでも幸せだよ」と愛情表現をする
生きているだけで幸せよ
自殺願望はうつ病の症状で、本心ではないことを説明する。受診をすすめてもいい
自殺しないことを約束してもらう。「死にたくなったらいつでも相談して」と言う

死にたいほどの苦しみに正面から向き合う。互いに涙を流すくらいに、しっかりと本心で語り合う

軽症の人でも自殺の可能性はある

「死にたいと言う人は、実際には自殺しない」「本当に自殺するときはなにも言わない」という説を耳にすることがありますが、これは根拠のない決めつけです。

うつ病の人が「死にたい」と言ったり、態度で死をほのめかしたりしたときには、自殺の危険性があるのだと考えてください。

話半分に聞いたり、説教口調でなだめたりすると、「死にたいほどつらいことを否定された」と失望し、本当に自殺してしまうことがあります。本人の話に耳を傾け、「〜と思うんだね」と言葉をそえてください。または、黙ってよりそうだけでもかまいません。

いけないこと

思いつめないよう、話をそらす

考えを変えさせようとして、別の話題をもちかけるのは間違いです。自殺願望をもっているときの患者さんは、真剣に聞いてくれないのだと感じて、孤立感を強めます。

✕ 言っているだけで、実際には死なないと決めつける。言わなくなるまで放っておく

✕ 「そんなこと言わないで」「それより治ったらどうする？」と、話をそらす

なぜ話を聞く？

危険な時期が何度もある

自殺の危機は、症状が強い時期にだけ存在するものではありません。むしろ、回復しはじめて気力が出てきたときのほうが危険です。

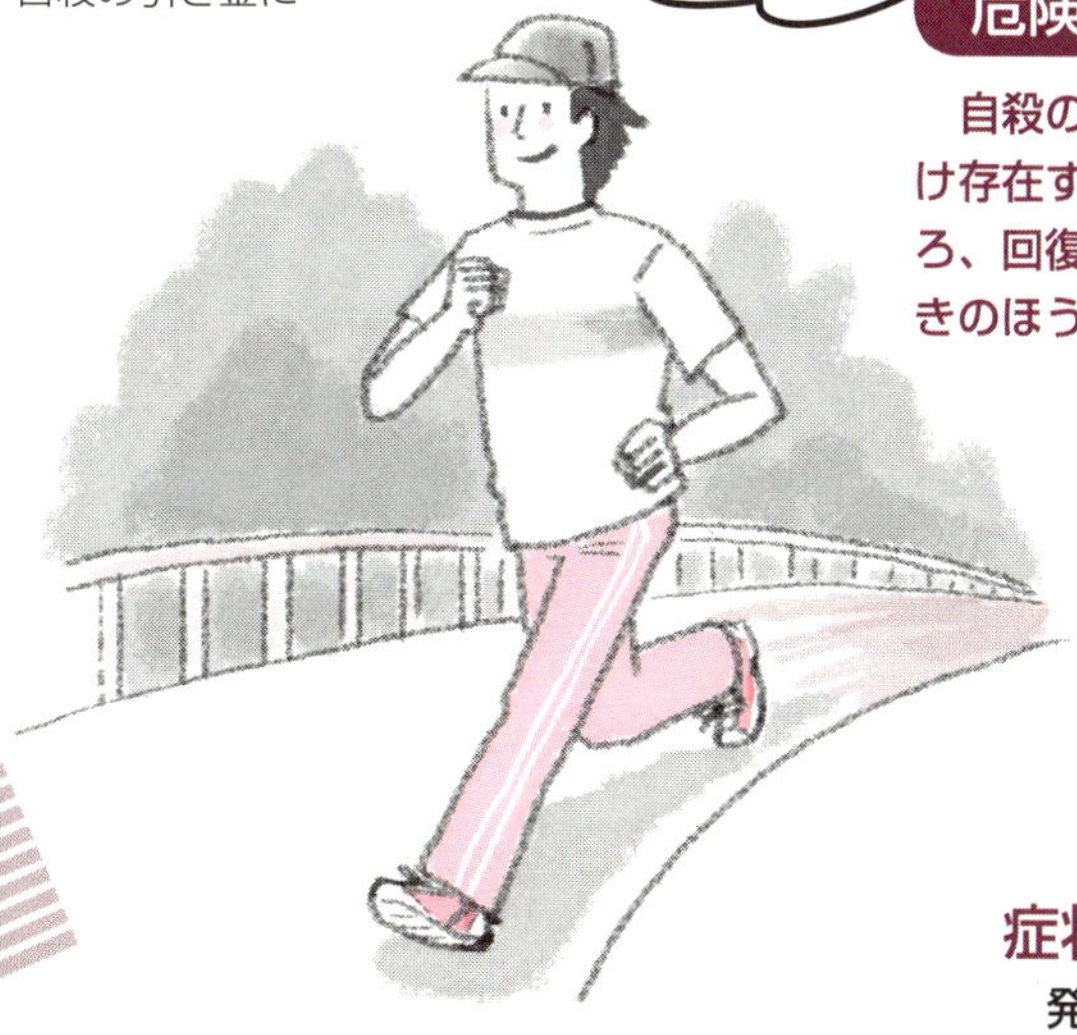

ジョギングができるくらい元気になってきたが、そのエネルギーが自殺の引き金に

アクティベーション

ごくまれに、抗うつ薬の副作用で不安やあせりが強くなる、アクティベーション（活性化）という現象が起こり、衝動的に自殺をはかることがある

症状が強いとき

発症から治療をはじめるまでの、気分の落ちこみが激しい時期。人生を悲観して自殺を考えてしまいがち

回復してきたとき

治療を受け、心身の症状がやわらいできた時期。自己否定的な感情は残っていて、エネルギーは出てくるため、その勢いが自殺につながる

回復度

治療期間

いけないこと（自宅療養期）

経済的な見通しを、本人に相談する

お金のことがどんなに不安でも、治療をはじめたばかりの患者さんにその相談をしては、不安や罪悪感をあおります。状態が落ち着くまで一～二ヵ月待ちましょう。

自宅療養期

いけないこと

最初からお金の心配をする

働いている人がうつ病にかかった場合、家族には経済的な不安が生まれます。しかし、治る前から患者さん本人にお金の相談をするのはさけましょう。心配させて治療を停滞させ、経済的な問題をより深刻にします。

「貯金でまかなえるのは3ヵ月」「私も働かなきゃ」などと、不安を言葉で表現する ×

治療中でも家計の相談はそれまでどおりにおこなう。意見を求める ×

自宅療養期の前半、最初の数週間は、なにも考えずに休む時間が必要

日常生活ができる程度に回復してくれば、多少の相談は可能になってくる

半年から1年ほどたって、仕事に戻れるくらいに回復すれば、お金の相談も十分にできる

なぜお金の話はいけない？

心配させ、休む時間を奪ってしまう

人にもよりますが、うつ病の治療は数ヵ月から1年は続くものです。長い人は数年かかることもあります。経済的なことを考えるときには、そのくらいの見通しをもつことが必要です。

通院が1年以上続くことを見越して、家計やローンの専門家に相談するのもいい

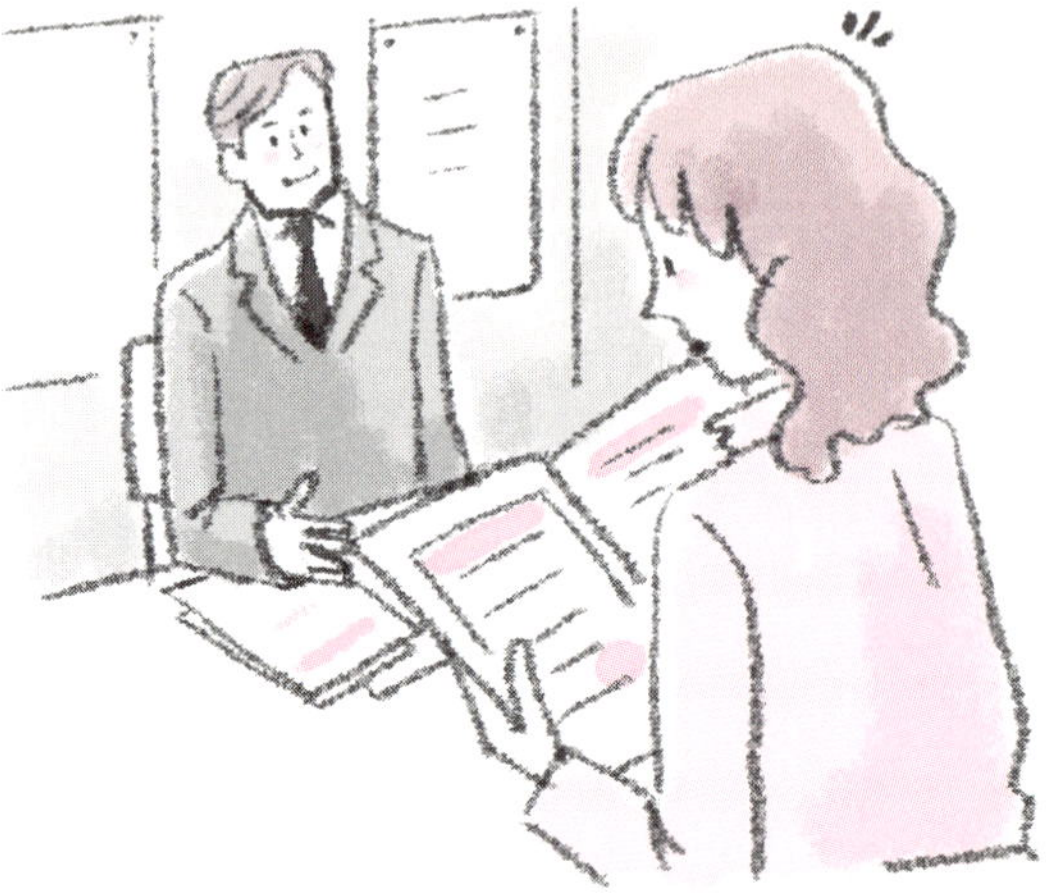

お金の話はリハビリ期になってから

家計は、健康な人にとっても悩みの種になるもの。その相談をうつ病の人にもちかければ、重い負担がかかってしまいます。治療がある程度進むまでは、経済的な相談はひかえてください。

ただし、悩みや不安を家族がひとりで抱えこんでいたら、今度は家族がストレスにさいなまれてしまいます。

治療初期は、プロに相談しましょう。医療機関の精神科ソーシャルワーカーや、家計の相談窓口などを利用して、見通しを立ててください。

長い治療生活に落ち着いてとりくめるよう、経済的な負担を軽減する制度のことも聞き、活用していきます。

自宅療養期

言っていいこと　お金のことから離れて休む

症状が強いときは、いったんお金の話から意識をはずしてもらいましょう。休養や服薬を優先させ、その間の経済的な調整は家族がおこないます。各種手当や制度を利用すれば、負担を軽減できます。

○ 心身の症状がやわらぐまで、本人に経済的な相談はもちかけない

○ 本人には判断が難しい場合もあるので、家族が制度の確認や利用を代行してもいい

使える制度

- ●医療費をおさえる「自立支援医療制度」「高額療養費制度」
- ●控除申請の対象となる「医療費控除」
- ●障害に応じた措置が得られる「精神障害者保健福祉手帳」「障害年金」
- ●働けない期間の生活費となる「傷病手当金」「失業保険」「生活保護」

※くわしくは地域の役所や精神保健福祉センターに相談する

リハビリ期

言っていいこと　どういう状況か本人にも伝える

治療が進めば、経済的な話もできるようになります。外に出て活動でき、冷静に考えられるようになってから、相談しましょう。復職後の働き方や家族のあり方を含めて、主治医などの医療従事者をまじえて話すといいでしょう。

○ 家計を具体的に伝え、生活をどう調整するか、本人といっしょに考える

家族の本音

「なるべく早く、また稼げるようになってほしい」
……だけど、いま病気で苦しんでいる本人にそんなことは言えない

Aさんの場合

Aさんは30代女性。夫と共働きの会社員。40代の夫が仕事のストレスからうつ病にかかり、しばらくは自分の収入と貯金で生活していくことに。不安な日々を送っています。

① 仕事が厳しいのは夫も私も同じ。自分が病気にかかっていてもおかしくないのだから、夫を責めるわけにはいかない。でも、ついこの間まで働いていた彼が、短時間勤務さえできないでただ寝ているなんて信じられない。仮病だとは思わないけど、違和感がある。

数ヵ月前には早朝から出勤していた夫が、起きることさえできなくなった

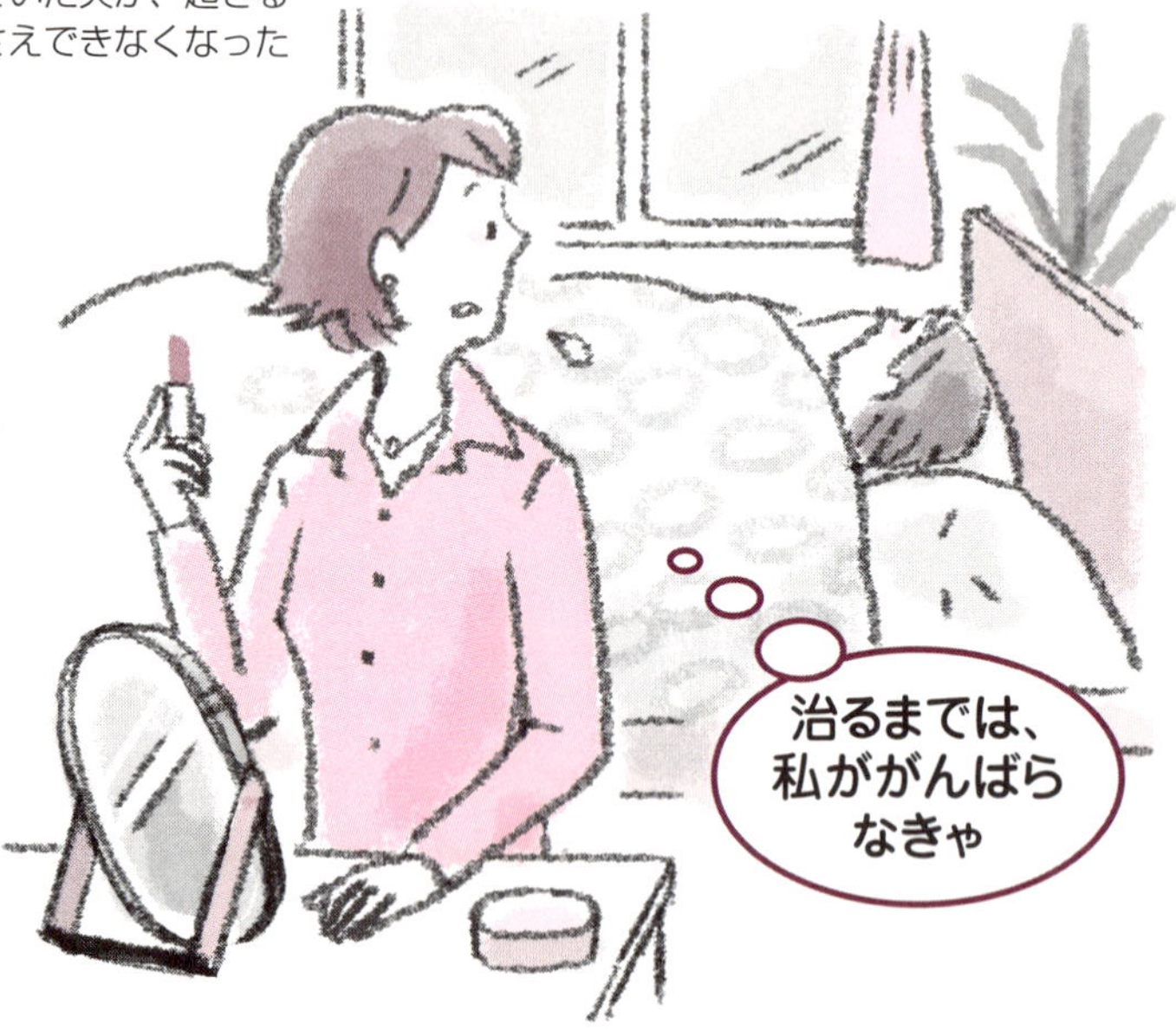

患者さんはどうすればいい?

家族を安心させたいと思っても、症状があるうちに復職するのはやめましょう。悪化を招き、治療がますます長期化します。休むことがなによりの近道ですから、家計は一時的に家族に任せてください。親族を頼ってでも、仕事は休みましょう。

悪いけど、家計は任せるよ。しっかり治すから、待っていて

②当面は貯金を切りくずせばやっていける。加入していた保険もきくし、傷病手当金ももらえる。でも、いつまでこの調子でやっていけるのかな。もうそろそろ、週に数日でもいいから、働きに出てほしい。

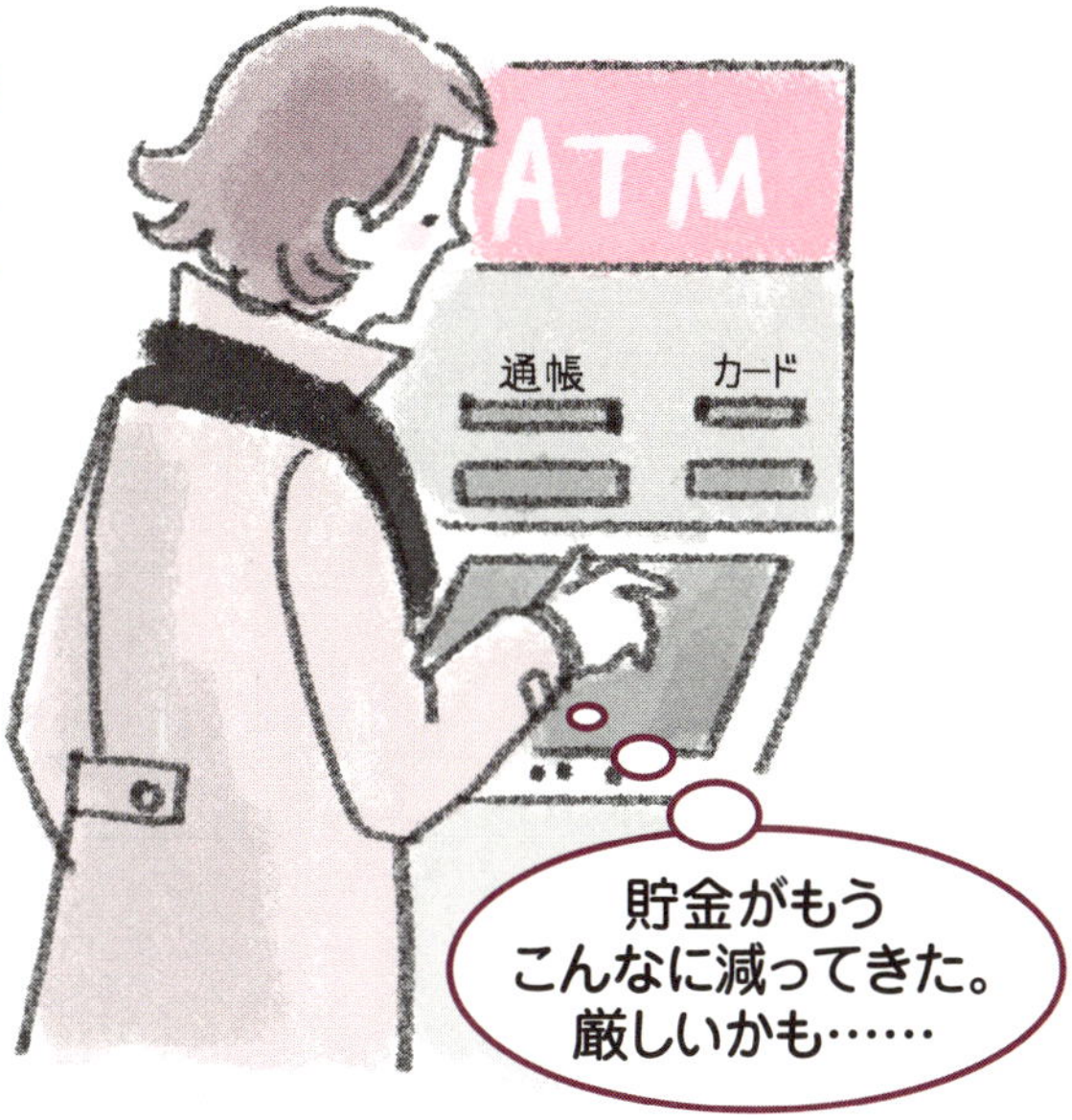
ATM
通帳
カード
貯金がもう
こんなに減ってきた。
厳しいかも……

お金をおろすたびに、不安が高まっていく。そして夫への不満も……

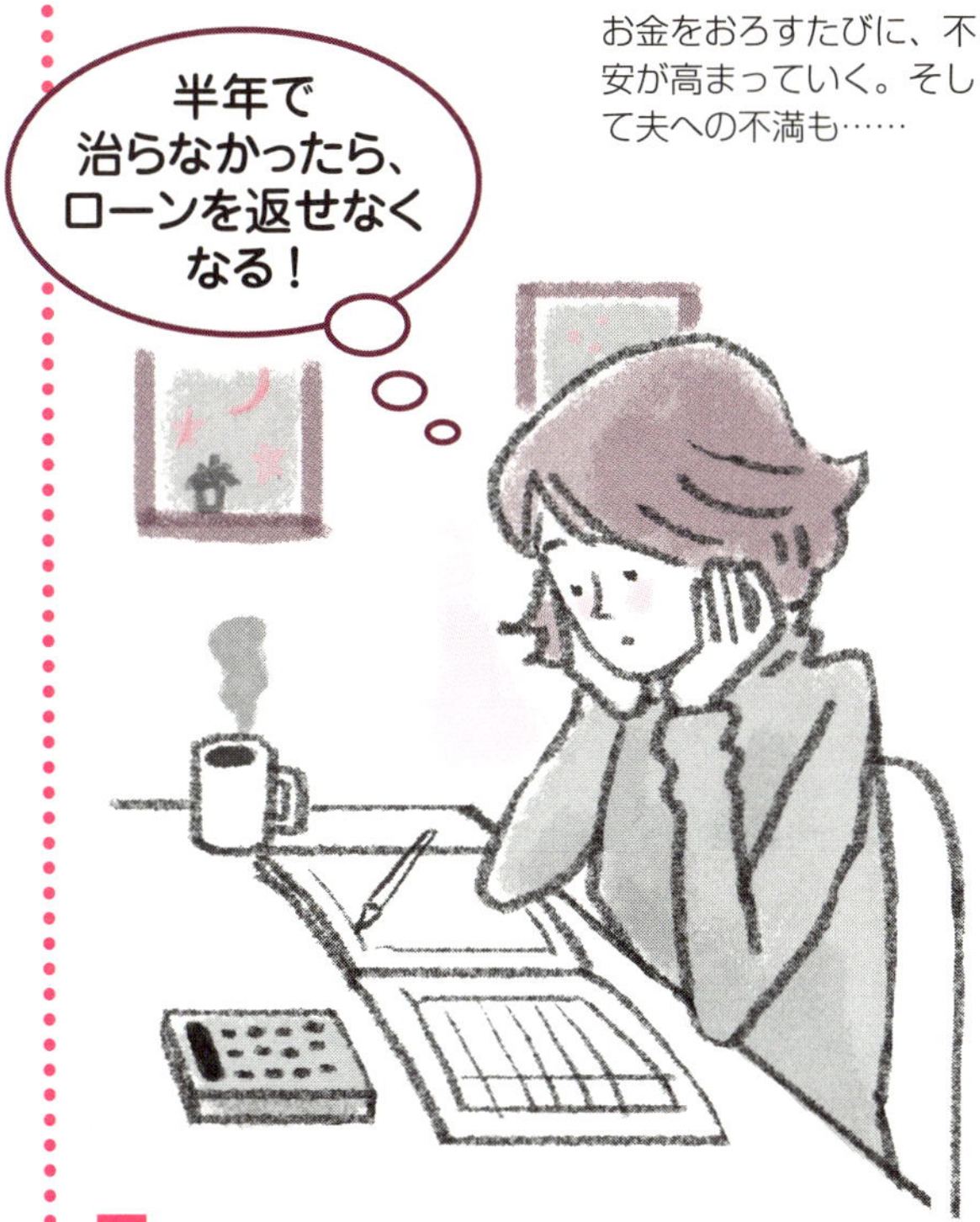
半年で
治らなかったら、
ローンを返せなくなる！

③主治医は3ヵ月から半年くらいで回復すると言っていたけど、本当だろうか。半年で元に戻ってくれればいいけど、彼の勤務先はノルマが厳しいから、また耐えられなくなるのでは……。

対策を考えようと家計簿をながめてみても、厳しい現実がみえるばかり

家族はどうすればいい？

休職期間の限界がみえ、治療のゴールがみえないわけですから、絶望的になるのも当然です。しかし治療は必ずどこかでひと段落します。当面は、診断どおりに治った場合の予定と、それよりも数ヵ月長い場合の予定を組んでみましょう。あまり先のことを考えて不安をためこむと、患者さんにもそれが伝わり、病状がますます不安定になります。

これまで、
よくがんばった。
限界だったんだよ。
いまは休もう

当面の予定は
立てたから大丈夫。
あとは治してから
また相談しよう

言っていいこと（リハビリ期）

外出する気力が出てきたら励ましてもいい

外出や趣味の活動への意欲をみせはじめ、冷静に物事を考えられているようであれば、「じゃあ、これをがんばってみたら」と励ますのもいいでしょう。

自宅療養期

言っていいこと　休んでいる間は励まさない

症状がおさまってくるまでは、励まさずに見守りましょう。この時期はむしろ、がんばろうとする本人を家族が止めるくらいがいいのです。「いまはがんばらないで、ゆったりしよう」と言ってあげてください。

- ダラダラしているようにみえても注意しない。必要な休養だと考える
- 本人が「少しでも会社に行かなきゃ」と言って、責任感で行動しようとしたら止める

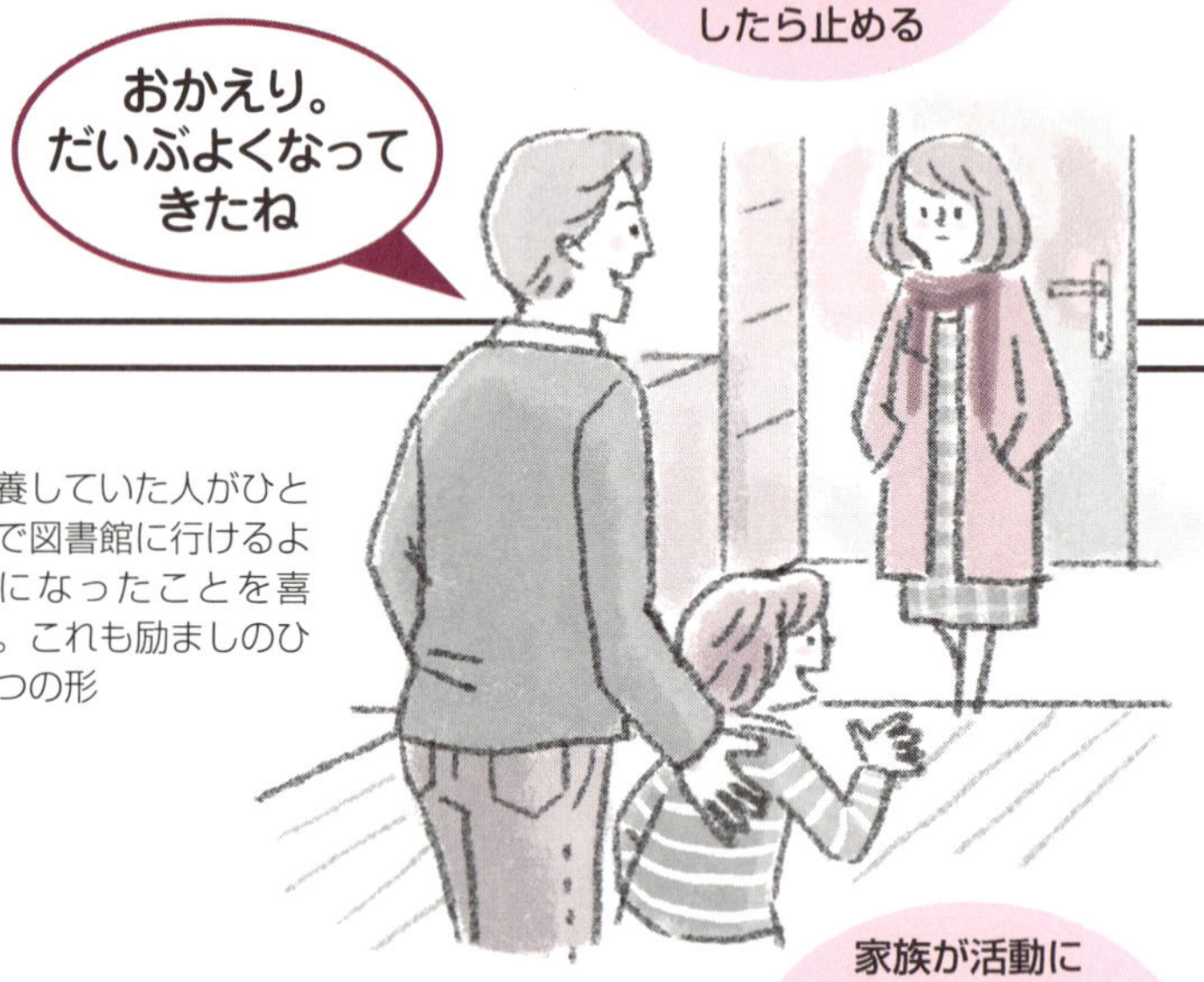

療養していた人がひとりで図書館に行けるようになったことを喜ぶ。これも励ましのひとつの形

リハビリ期

言っていいこと　意欲が出たらあと押しする

本人が自分から「△△がしたい」「□□に行きたい」と、活動することへの興味や意欲をみせたら、その準備を手伝ったり同行したりして、あと押しをしましょう。また、少しでも活動できたら、ねぎらってください。

- 家族が活動に優先順位をつけ、「これだけがんばってみたら」と話しかける
- 本人が自分で興味や関心、意欲をもてたときに、サポートする

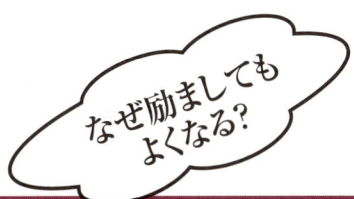

なぜ励ましてもよくなる？

心のエネルギーがたまってくる

自宅療養期に一定期間、心身を休めることができれば、意欲や興味といった、心のエネルギーが回復してきます。また、極端に悲観的な認知も改善されます。そこからはリハビリ期です。励ますことが、本人のあと押しとなる時期に入ってきます。

対応	見分け方	
休養と服薬を最優先。退職や自殺など、悲観的な決断・行動をしないように見守る	意欲がない。食欲不振。睡眠不足。思考力や判断力、集中力が低下している	自宅療養期
服薬を続けながら、リハビリを開始。疲れやすさは残っているため休養も必要	意欲や興味を示すことができる。食事や睡眠が安定。物事を冷静に受け止められる	リハビリ期

いままでに十分、がんばってきた

うつ病の患者さんの多くは、家庭生活や仕事を自分なりのやり方でがんばり続けたすえに病気にかかっています。発病したときに必要なのは、しばらくがんばるのをやめることです。抑うつ症状や意欲の減退がおさまるまで、励ますことはひかえましょう。

外出してリハビリをはじめるころには、その歩みを支えるような、おだやかな励ましが必要となってきます。

いけないこと　自宅療養中に「がんばれ」と励ます

症状が強い時期は、判断力が落ち、自己否定的になっています。本人は「がんばれ」と言われても、なにから手をつけていいかわかりません。そして、がんばれない自分をますます責めます。

×　早くよくなってほしいと思うあまり、「がんばって」「前向きに」と、回復を求める言葉をかけてしまう

いけないこと　「しっかりして」と完璧を求める

ある程度回復してくれば、「がんばって」という応援も強い負担にはなりません。しかし「しっかりして」「ちゃんと」などの完璧主義的な励ましは、過度の努力を求め、本人を苦しめます。

×　治療がより進むように「もっと」「ちゃんと」などの言葉を多用する

×　「前は」「昔は」と言って、本人に元の生活を意識させる

言っていいこと（リハビリ期）

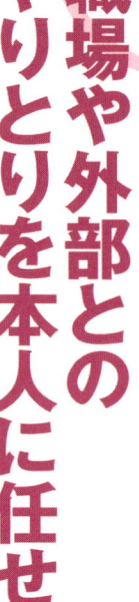

職場や外部とのやりとりを本人に任せる

患者さん本人が職場や役所、医療機関などに連絡をとれるよう、サポートしていきます。家族が肩代わりすることをじょじょに減らしていくのがポイントです。

言っていいこと　本人を主体にしてサポートに徹する

リハビリの時期には、趣味の活動を再開したり、休職していた場合は復職の準備をはじめたりします。そのとき、まわりの人への連絡は、本人に自分でしてもらいましょう。家族はサポート役になります。

○ 本人が、久しぶりに連絡をとることに不安を感じていたら「できるよ」と励ます

○ 相手に伝えること、聞くことのリストアップなど、連絡のための準備を手伝う

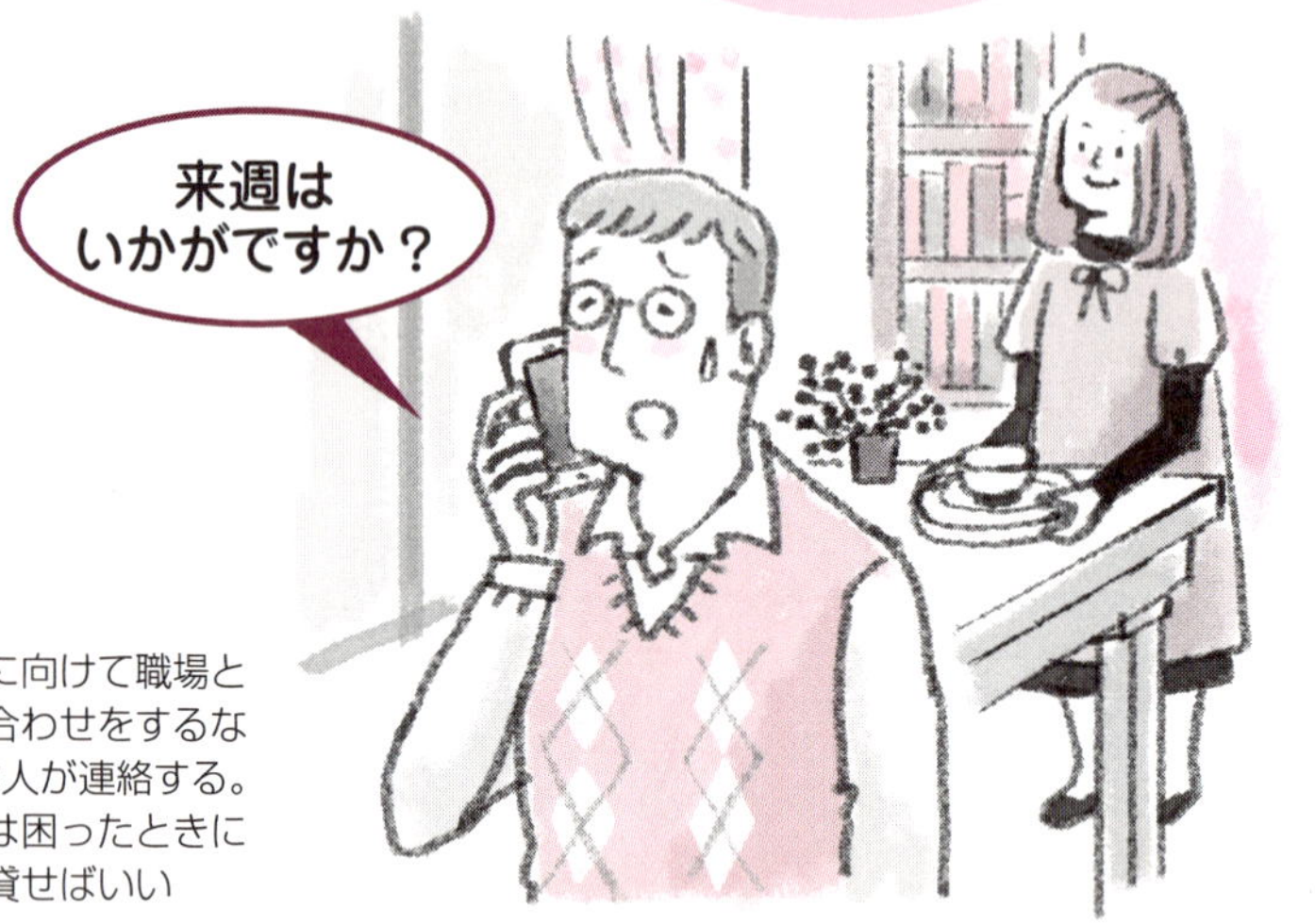

復職に向けて職場と打ち合わせをするなら、本人が連絡する。家族は困ったときに手を貸せばいい

いけないこと　やりとりを代行してお膳立てをする

療養中は連絡や手続きを家族が代行してもいいのですが、症状がおさまってもすべてお膳立てしていては、自立した生活の妨げになります。せっかく復活してきた社会適応度が、しぼんでしまいます。

× 本人に任せることが心配で、つい指示を出してしまう

× 職場への連絡を家族が代行。事務連絡的になり、本人の意思がうまく伝わらない

なぜ本人に任せる？

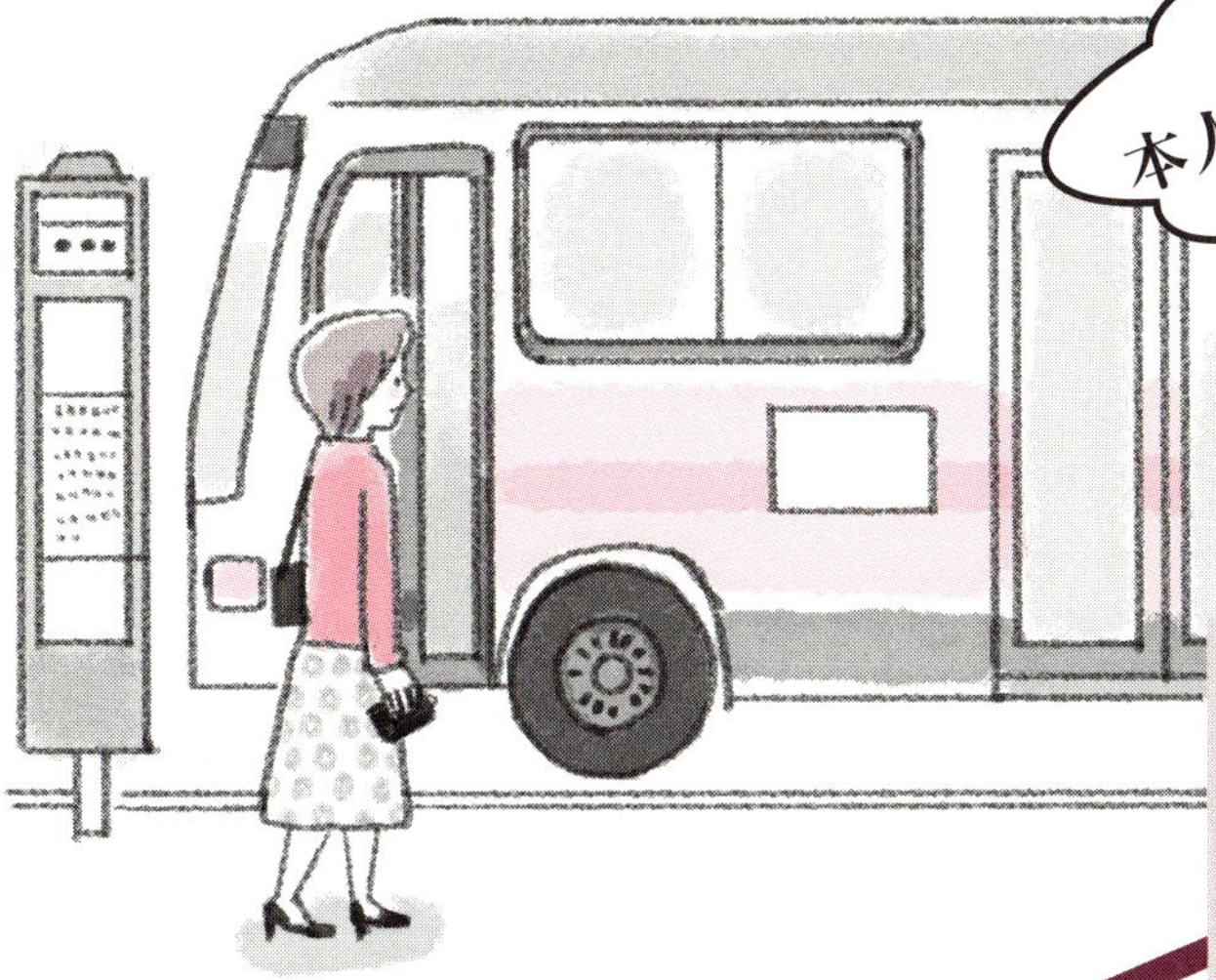

ひとりでバスに乗り、職場での打ち合わせへ。家族を頼りすぎない生活に戻していく

任せることで、依存を防ぐ

家族が手を貸しすぎていると、本人の自立への意欲をそいでしまう場合があります。回復するにつれて、本人に任せることを増やし、家族への依存度を下げていきましょう。

本人を主役に

リハビリ期には本人主体のことを増やす。自分のことを自分でできるようにしていく

意欲が出る

自分で連絡をとり、相談することで「できる」という実感や意欲が強くなっていく

リハビリになる

生活や仕事に必要なやりとりを少しずつ増やすことは、それ自体がリハビリになっている

依存しない

家族がなにもしなければ、本人は自分で動くしかなくなる。依存心が弱くなる

本人が主役、家族はサポーター

家族が患者さんのことを思い、支えていくのは、もちろんよいことです。しかし、その熱意が強すぎて、家族が治療をリードするような形になると、かえって回復が遅れます。

患者さんはつい家族を頼ってしまい、自分のことを自分でする習慣が、なかなか戻ってきません。リハビリが進まないのです。

リハビリ期に入ったら、家族は患者さんを立て、サポート役になりましょう。

冷たく突き放す態度にならないように

ただし、ある日突然「もうよくなったんだから、自分でやって」などと言うと、患者さんは突き放されたように感じるでしょう。

患者さんが自分で責任をもつことを、少しずつ増やしてください。「できなかったら、手伝うからね」と、フォローもしましょう。

いけないこと（リハビリ期）

誘ったりすすめたりしすぎてペースを乱す

本人が気晴らしやリハビリのために外出できるようになったら、誘いかけてもいいのですが、誘いすぎは禁物です。

自宅療養期

いけないこと　気分転換に、遊びに誘う

ふさぎこむ姿をみると、遊びに誘いたくなるかもしれません。しかし、療養中はひかえてください。患者さんは気分転換ができないほど意欲を失い、苦しんでいます。

× 「準備はぜんぶこっちでやるから」と言って、スポーツや旅行に誘う

言っていいこと　働きかけはひかえる

遊びの誘いをひかえることに加えて、雑談への参加や家事への協力をうながすことも、場合によってはさけましょう。本人の負担となる働きかけはしないようにします。

○ ボーッとしていて手持ち無沙汰にみえても「なにかしたいことはない？」などと聞かない

リハビリ期

いけないこと　理由をつけて何度も誘う

本人の意思と関係なく、家族がいいと思うことを理由にして、誘いすぎるのはよくありません。本人を振り回すことになりがちです。

× 「天気がいいから」など、なんでもない理由をつけて、たびたび誘う

× 評判のいいリハビリ施設をすすめ、本人が行くと言うまで説得する

言っていいこと　リラックスできることに誘う

本人が興味や意欲をもっていて、でも自分ひとりでは手をつけられずにいるときに、声をかけてください。いい方法をすすめて、一歩ふみ出すことをサポートします。

○ 「△△に行きたいの？いっしょに行こうか」と手助けする

○ すすめたことができなくても「がんばったね。また今度やろう」と励ます

どうして誘いすぎがいけない？

誘ってほしくない日もある

うつ病からの回復は一進一退。症状が消えたかと思うと、次の日にはまた状態が悪化するということもあります。日によって、誘いかけへの反応は違います。本人の様子をみながら、誘ったりすすめたりしてください。

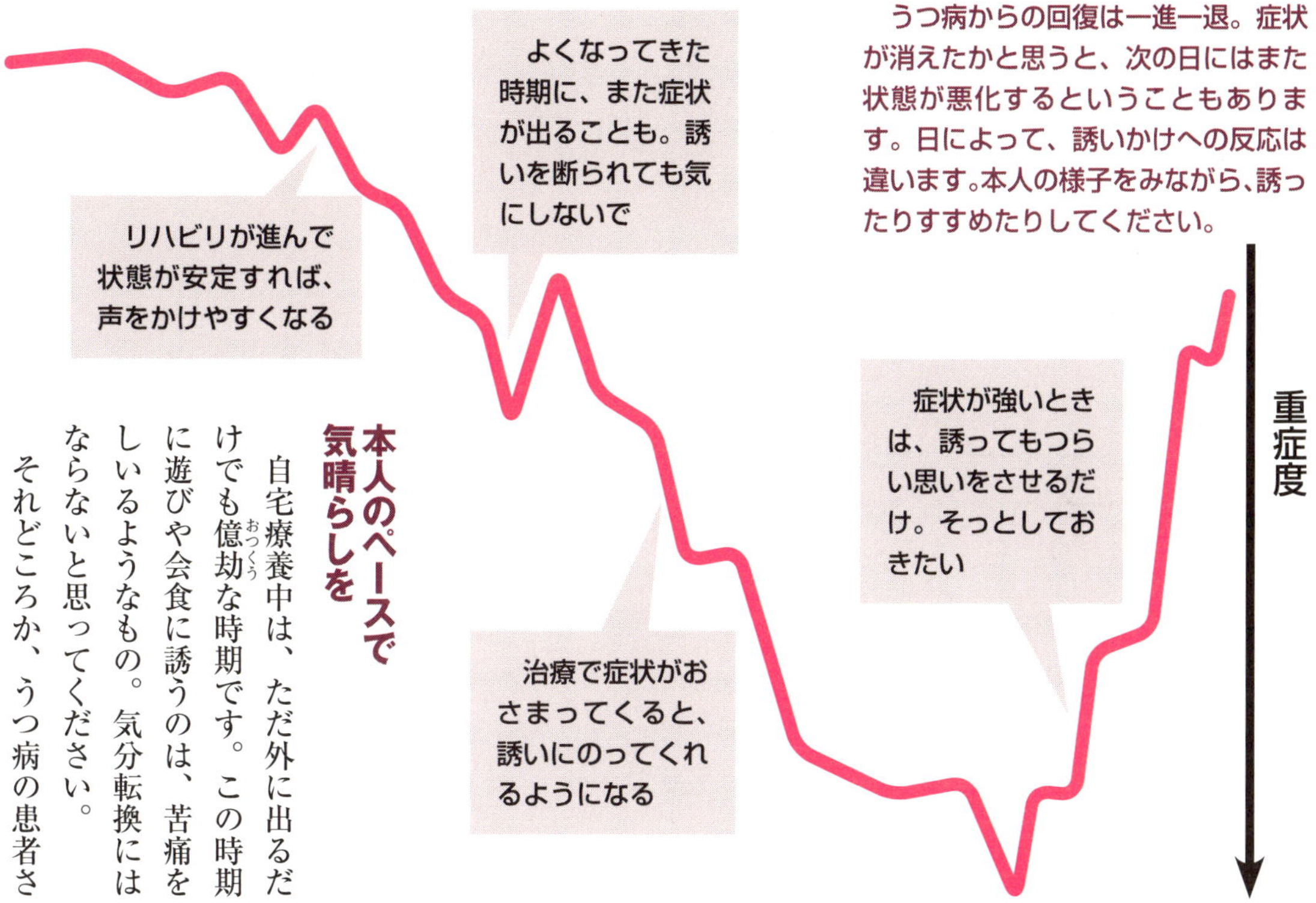
重症度
症状が強いときは、誘ってもつらい思いをさせるだけ。そっとしておきたい
治療で症状がおさまってくると、誘いにのってくれるようになる
よくなってきた時期に、また症状が出ることも。誘いを断られても気にしないで
リハビリが進んで状態が安定すれば、声をかけやすくなる

本人のペースで気晴らしを

自宅療養中は、ただ外に出るだけでも億劫《おっくう》な時期です。この時期に遊びや会食に誘うのは、苦痛をしいるようなもの。気分転換にはならないと思ってください。

それどころか、うつ病の患者さんにはまじめな人が多いので、誘われれば無理して出てくることもあるでしょう。そしてストレスを受け、症状を悪化させてしまうかもしれません。

誘いかけるのは、リハビリ期に入ってから。三〇分程度の散歩や気楽な買い物のように、やってもやらなくてもいいことを示してみましょう。または本人が自分から「今度○○に行ってみようかな」などとつぶやいたことを、いっしょにやってみます。

うつ病の症状は朝が重い？

うつ病の症状には「日内変動」があるといわれています。一日のなかで、症状の強さが変動するということです。

変化には個人差がありますが、一般的には、朝方に気分の落ちこみや体調不良が強く、夕方から夜にかけてやわらいでいきます。

雑談や家事に誘うなら、夕方以降のほうがいいかもしれません。

原則②
本音と建前

「私だってつらい」と言える相手をつくる

治療生活は患者さんにとっても苦しい日々ですが、家族も苦労しています。しかし家族には、弱音をはく機会がなかなかありません。

本音と建前を自覚する

家族として患者さんに「必ず治る」「私が支える」と伝えること。それは本心でもあるのでしょうが、本音のすべてではないはずです。その裏で不安や不満が生まれていることも、自覚してください。

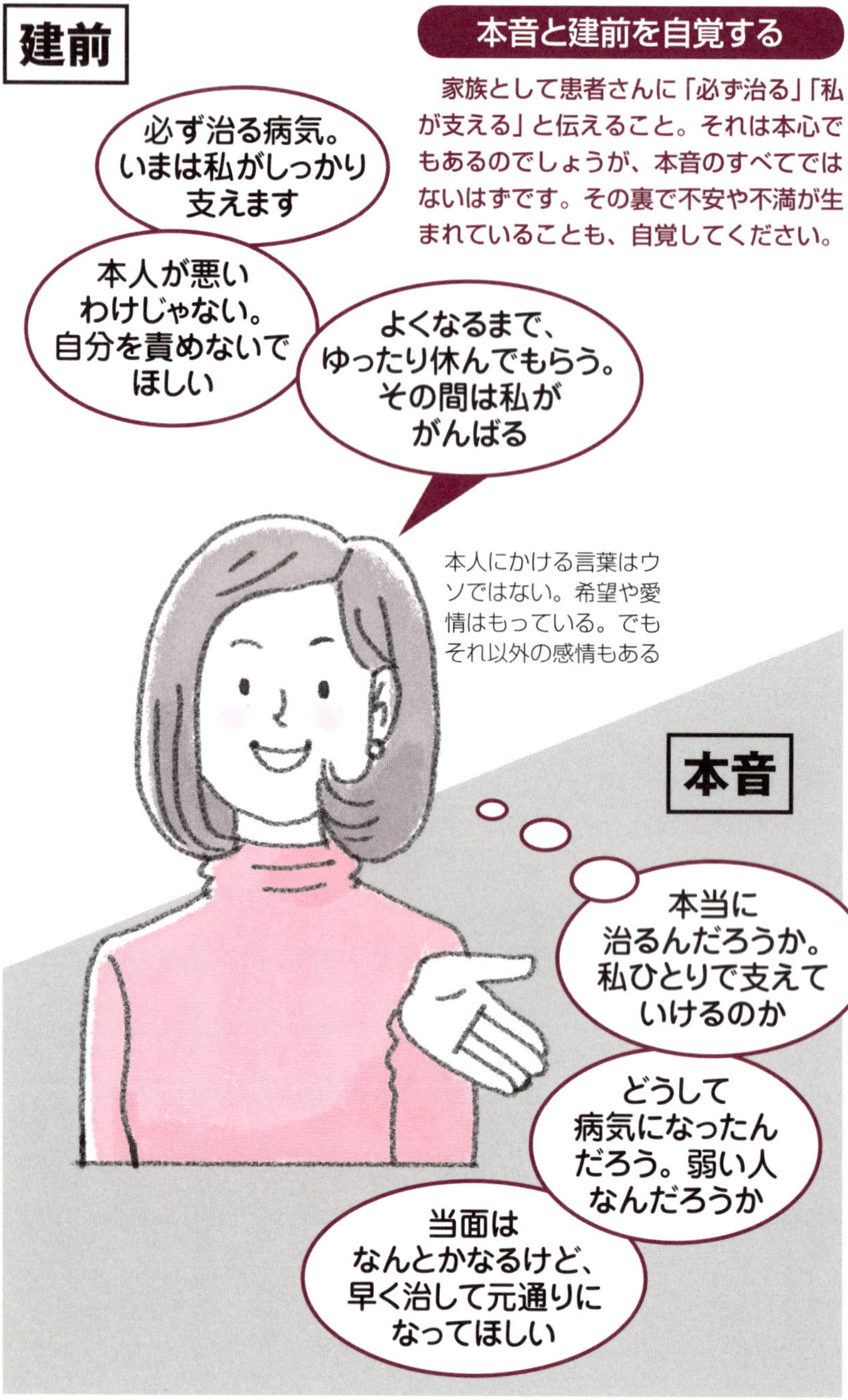

建前
必ず治る病気。いまは私がしっかり支えます
本人が悪いわけじゃない。自分を責めないでほしい
よくなるまで、ゆったり休んでもらう。その間は私ががんばる
本人にかける言葉はウソではない。希望や愛情はもっている。でもそれ以外の感情もある
本音
本当に治るんだろうか。私ひとりで支えていけるのか
どうして病気になったんだろう。弱い人なんだろうか
当面はなんとかなるけど、早く治して元通りになってほしい

「つらい」と思うのが当たり前

うつ病の人の治療を支える生活は、高齢者介護と似ています。

本人は自分にできることをがんばっています。家族はそれを支えます。家族は、本人が苦しいなかで必死に生きる姿をみて、健康な自分が文句を言ってはいけないと思いがちです。しかし、それでは家族は気が休まりません。

本人が「つらい」と思うのと同じように、家族も心の奥では「つらい」と思うものです。思っていいのです。病気の人を支えながら、自分の生活もやりくりしていくのは、大変なことなのですから。

つらいと思うのは当然。それを誰かに聞いてほしいのも当然。文句を言ってもいいのです。患者さん本人には言えないことですから、言える相手を探しましょう。

対応のポイント

患者さん本人と家族の共倒れを防ぐ

患者さんには支えが必要です。家族はその役割を担うことができます。しかし家族は聖人ではありません。無理をすれば、今度は家族が倒れます。本人と共倒れにならないよう、家族はストレス解消の機会をもってください。

本音を認める
「私だってつらい」など、本人には言えない本音を自覚する。そう思ってしまう自分を許す

↓

第三者に相談する
本人や親しい人には言いにくいので、第三者に相談。医療機関や相談機関がよい（32・38ページ参照）

↓

本人には言わない
相談を通じて気持ちが整理できても、本人には言わない。建前でもいいので支えになる言葉をかける

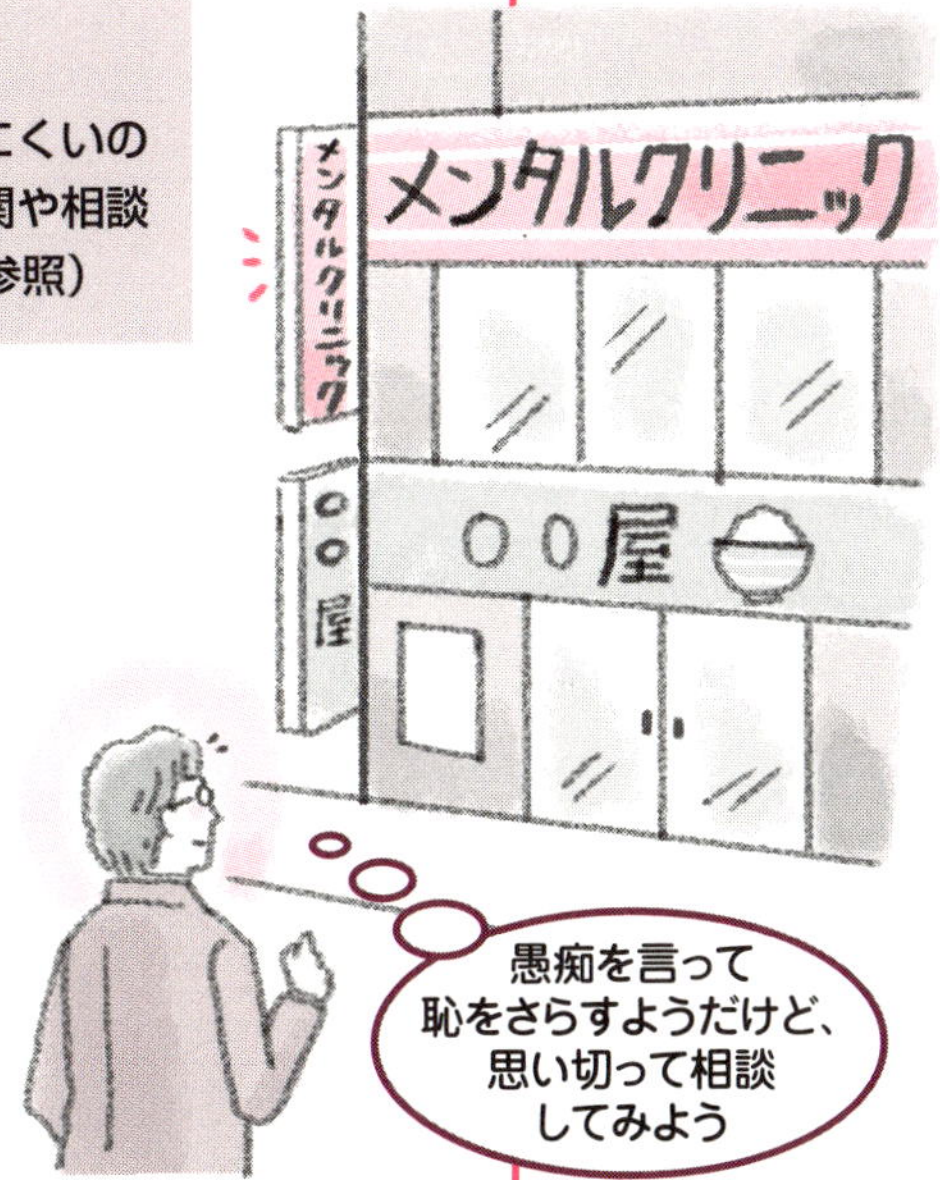
メンタルクリニック
メンタルクリニック
〇〇屋
〇〇屋
愚痴を言って恥をさらすようだけど、思い切って相談してみよう

カウンセラーなどに相談すると「あなたは悪くない」と言ってもらえて、気持ちが楽になる

いけないこと

患者さんに「支えるのも大変だ」と言う

「つらい」と思うのはさけられないことですが、それを患者さん本人にぶつけてはいけません。症状の悪化につながります。

いけないこと　本人と同じように愚痴を言う

健康な家族の場合、どちらかが愚痴を言ってばかりいるより、互いにバランスよく悩みを打ち明けあったほうがうまくいくことがあります。あるいは、愚痴を禁止して調和をはかる家庭もあるでしょう。しかしそれは、どちらもうつ病の人には適さない対応です。

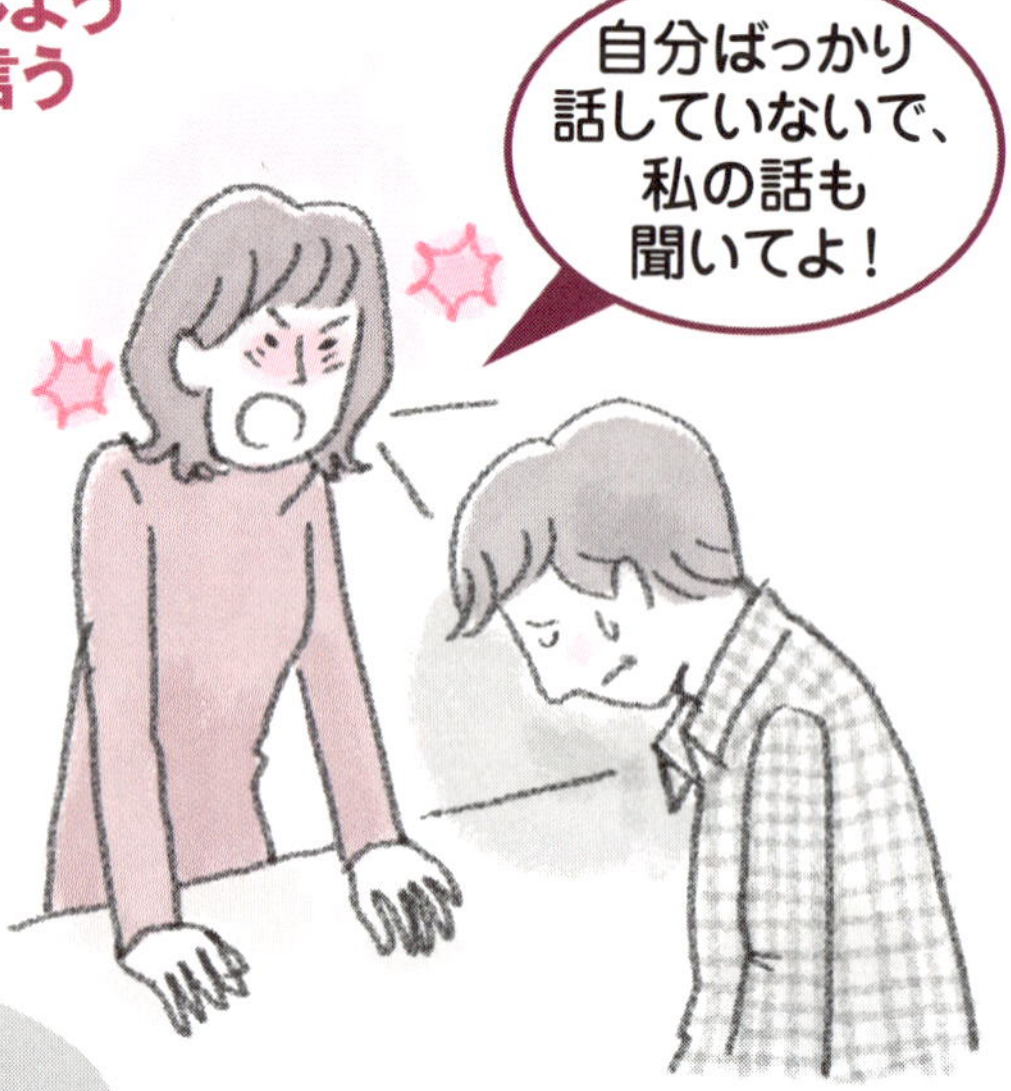
自分ばっかり
話していないで、
私の話も
聞いてよ！

うつ病の人に愚痴をぶつけてしまうと、症状の悪化につながる

× 暗い話は治療によくないと考えて、お互いに愚痴を言わない決まりをつくる

× 仕事の愚痴など、うつ病の人と関係のない話ならしてもいいと思っている

いけないこと　不満を隠して無理に明るくする

うつ病の人に愚痴を言うと、それが本人とは関係のないことでも、新たな悩みの種となり、本人を苦しめてしまう場合があります。しかしだからといって、不満をすべて押し殺していては、家族の負担が強すぎます。

× なにを聞かれても「大丈夫」と答え、弱みをまったくみせない

× 「来月も休んだら？」など、本心とは反対のことばかり言っている

どうして愚痴がいけない？ 本人はもうわかっている

多くの場合、家族がつらい思いをしていることは、本人もわかっています。迷惑をかけているという自覚もあるでしょう。

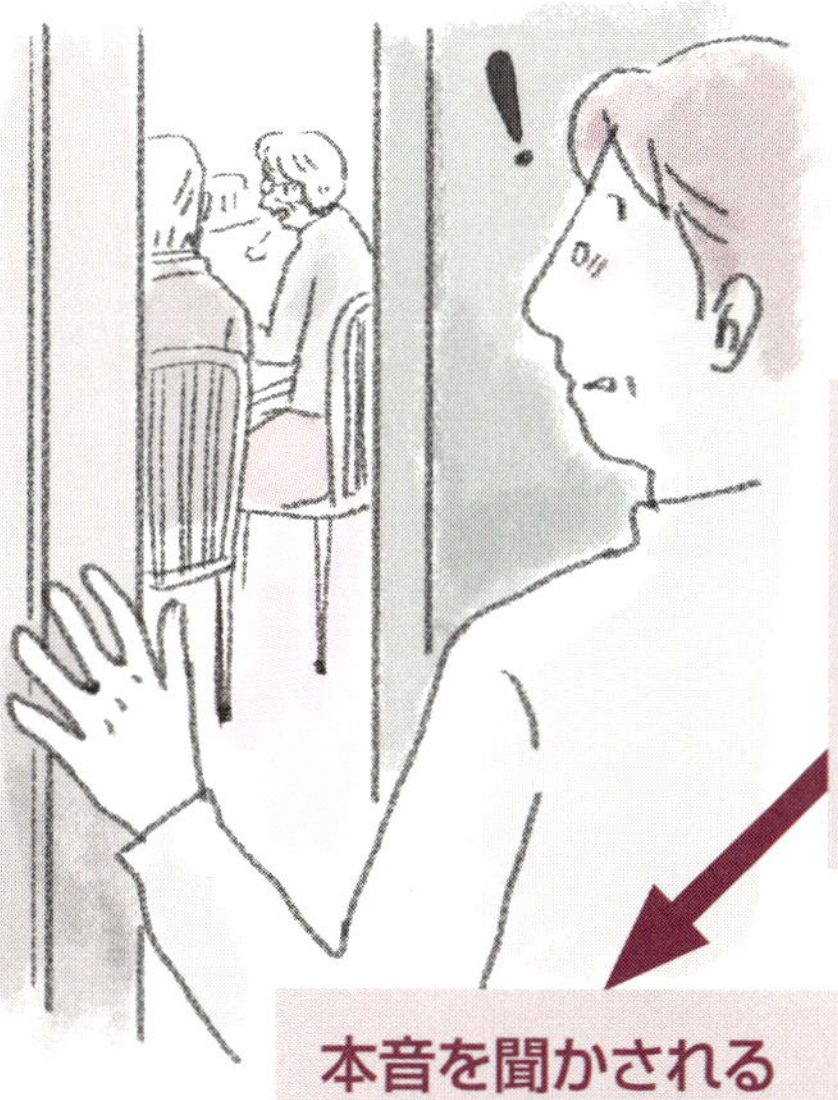

気力や判断力が落ちているとはいっても、家族が苦労していることには気づく

わかっている
程度の違いはあるが、本人は家族の苦労を感じとっている。責任も感じている

本音を聞かされる
本音や愚痴を聞かされると、本人は家族に負担をかけていることを再認識する

ますますつらくなる
本人は自分のせいで家族が苦しんでいると考え、それまで以上に自分を責める

言っていいこと 本人との会話では聞き役に

本音や不満の処理は第三者（32ページ参照）相手におこない、本人に対しては聞き役でいられるようにしましょう。話を聞く時間を決め、本人にも伝えておくのがポイントです。負担がかかりすぎることを防げます。

○ 基本的に本人の話をそのまま受け止める。考えと違っても反論しない

○ 口をはさまず、耳を傾けて、丁寧に聞く。ただし時間は決めておく

○ 本人の思いに共感する。「嫌だったんだね」と話を復唱するだけでもいい

「つらい」という思いは態度や言葉に表れる

治療生活がはじまれば、それまでの暮らしが一変するわけですから、家族としていい気分ではないのは当然です。

家族はその不平不満を、ふつうは隠そうとします。患者さん本人が苦しんでいることはわかっていますから、不満をぶつけても仕方がありません。むしろ本人の悩みを聞こうとするでしょう。

対応としては、それであっています。ただし、我慢していても、不満は態度や言葉に出てしまうもの。せっかく聞き役をしていても、表情がイライラしていては、意味がありません。

家族も息抜きをして、余裕をもってすごせるようにしましょう。

家族の本音

「いっそ……と危険な考えが浮かぶ日もある」

……だけど、そんな気持ちは誰にも言えない。
自分はどうかしてしまったのではないかと思う

Bさんの場合

40代女性。主婦。大手企業に勤め、順調に出世してきた夫が不況の影響で配置換えされ、ストレスからうつ病に。半年間、休職することになりました。

① 夫が不満を言わずに働いてきたことを知っているため、責める気はありません。でも、これまでの鬱憤《うっぷん》をはらすように毎日会社の愚痴を話す夫には疲れました。

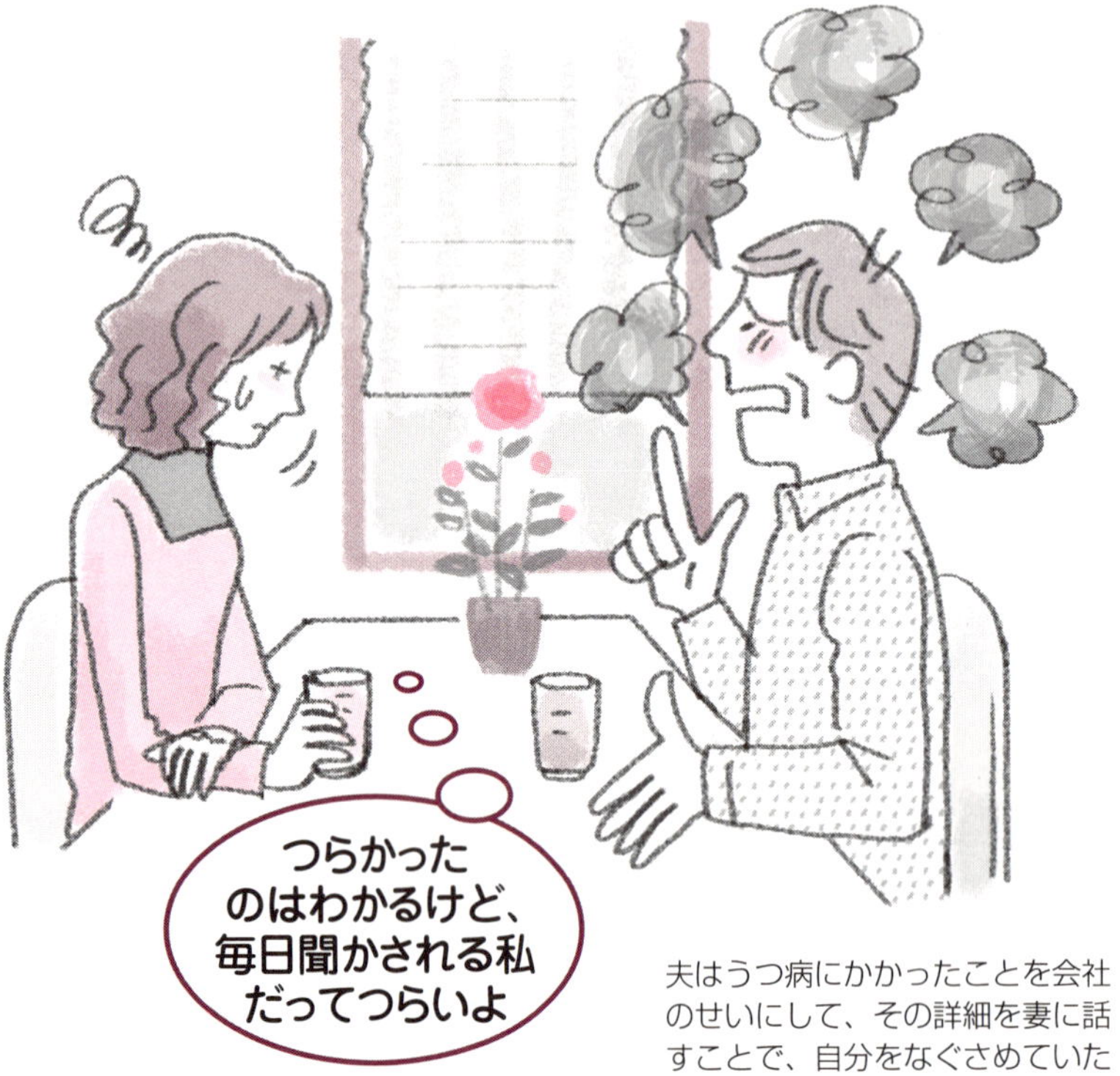

つらかったのはわかるけど、毎日聞かされる私だってつらいよ

夫はうつ病にかかったことを会社のせいにして、その詳細を妻に話すことで、自分をなぐさめていた

患者さんはどうすればいい？

家族に迷惑をかけているという思いがあるなら、主治医を受診するとき、同行してもらいましょう。家族向けの助言が得られます。

あなたもつらいだろうから、今度いっしょに医者に相談しよう

② 離婚をすすめる人もいます。でも、いまは落ちこんでしまい、暗い話の多くなった夫ですが、共にすごしてきた日々のことを思うと、別れられません。

10年以上楽しくすごしてきた。昔の写真をみると、もう少しがんばろうと思える

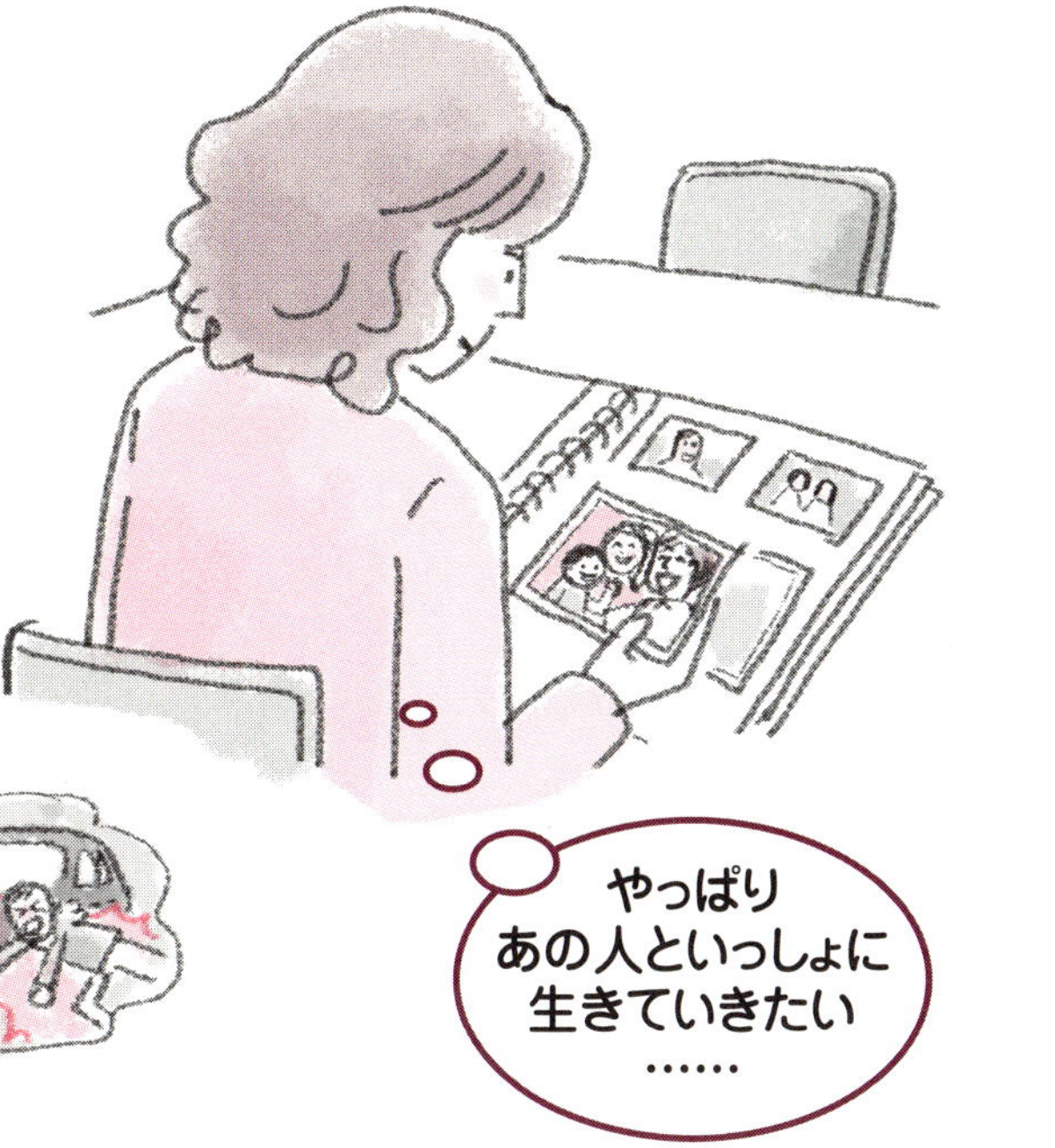
やっぱり
あの人といっしょに
生きていきたい
……

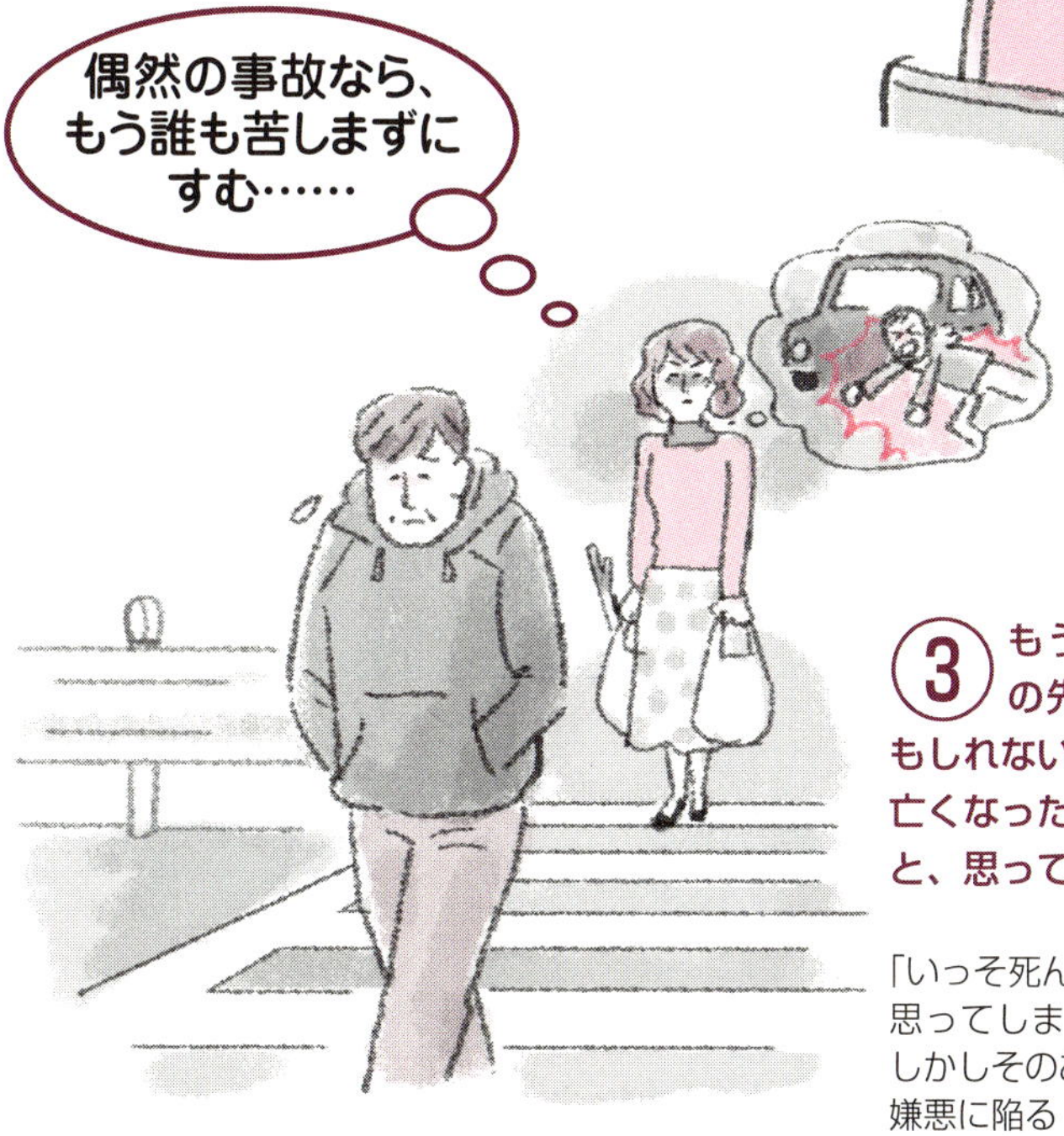
偶然の事故なら、
もう誰も苦しまずに
すむ……

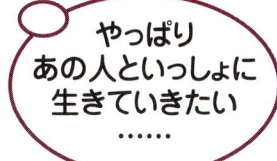

③ もう、元には戻れない。この先はもっとつらくなるかもしれない。夫か私が病気や事故で亡くなったら楽になるかもしれないと、思ってしまう日もあります。

「いっそ死んでくれたら」と思ってしまう瞬間がある。しかしそのあとすぐに自己嫌悪に陥る

家族はどうすればいい？

不満がつのって、危険な考えにむすびつくこともあります。早めに医師や保健師などの専門家に相談してください。

療養中の
注意点を私も
聞きたい。受診に
同行しても
いい？

私も
疲れているから、
一度、病院に
行ってくるね

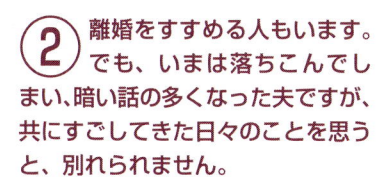

言っていいこと

本音は家族相談の窓口に打ち明ける

つらければ「もう嫌だ」と言って、かまいません。そう言える相手を探しましょう。うつ病にくわしい窓口が最適です。

はるか昔から人生相談はあった

人間は昔から、お寺や教会、地域の寄り合いなどで生活の相談をしてきました。家族には言えないことも、相手が他人なら正直に言えます。そこで気持ちを吐き出し、家庭に戻ったら、また気をとりなおしてやっていくわけです。

しかし、うつ病の相談となると、そうした場や友人には気軽に打ち明けられないかもしれません。相談できたとしても、なかなかいい助言は得られないものです。

うつ病のことは、その道の専門家にたずねましょう。医療機関や相談機関（三八ページ参照）に、家族対象の窓口があります。そこで相談してみてください。

言っていいこと

専門家相手に弱音をはく

相談相手には、医師や臨床心理士、カウンセラー、精神科ソーシャルワーカーなど、うつ病の治療にたずさわっている専門家を選びましょう。多くの患者さんを支えてきた経験にもとづく助言がもらえます。

患者さん本人が通う医療機関や関連機関、地域の自治体などで相談窓口を探す

↓

病気のことも含めて相談することを、事前に本人に伝え、承諾を得ておく

↓

窓口で相談。ここではどんなによくないことでも、率直に打ち明ける

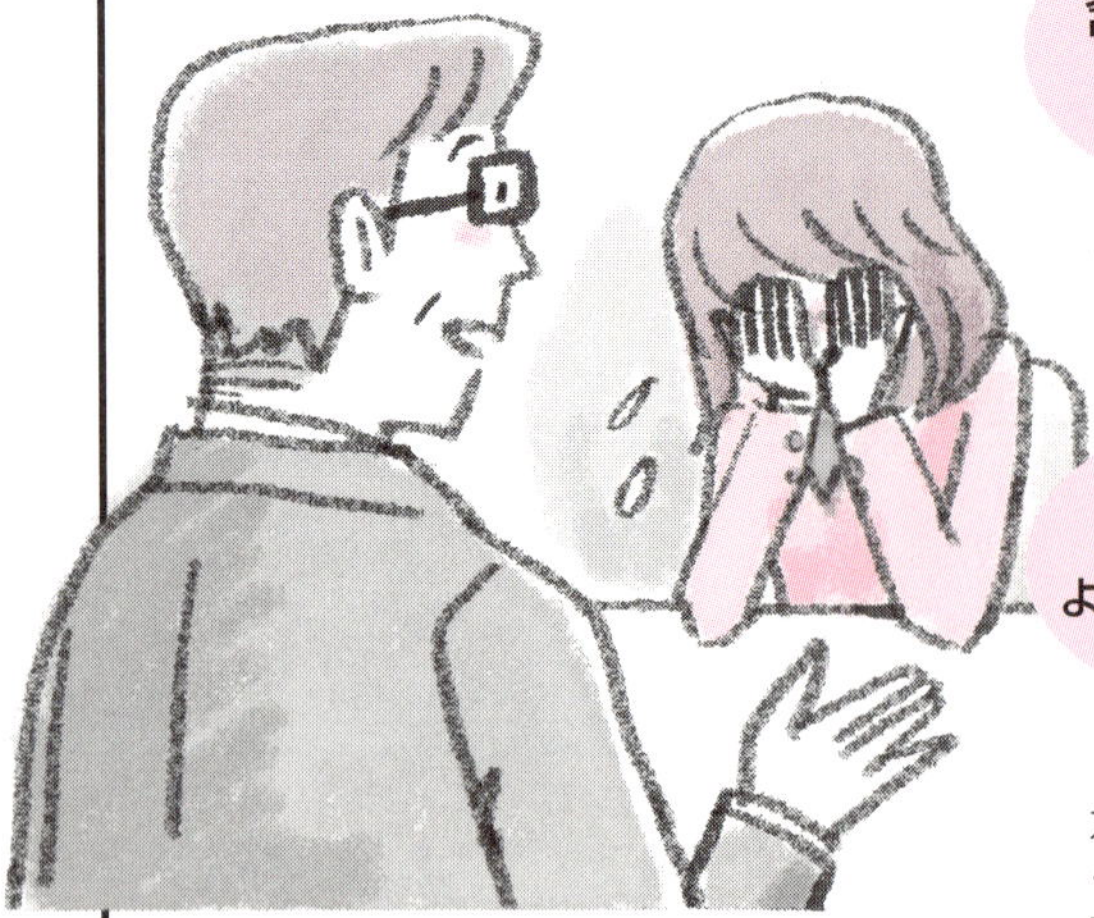

カウンセラーの前でむせび泣く人もいる。そうやって心を開くことで、楽になれる

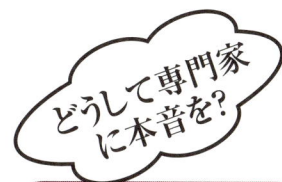

どうして専門家に本音を？

家族が楽になれば本人も楽になる

家族が悩みを抱えこまずに外へ出すことは、家族の健康のためだけでなく、本人の治療にもいい影響を与えます。家族が余裕をもってすごせれば、本人も安心して頼れるからです。

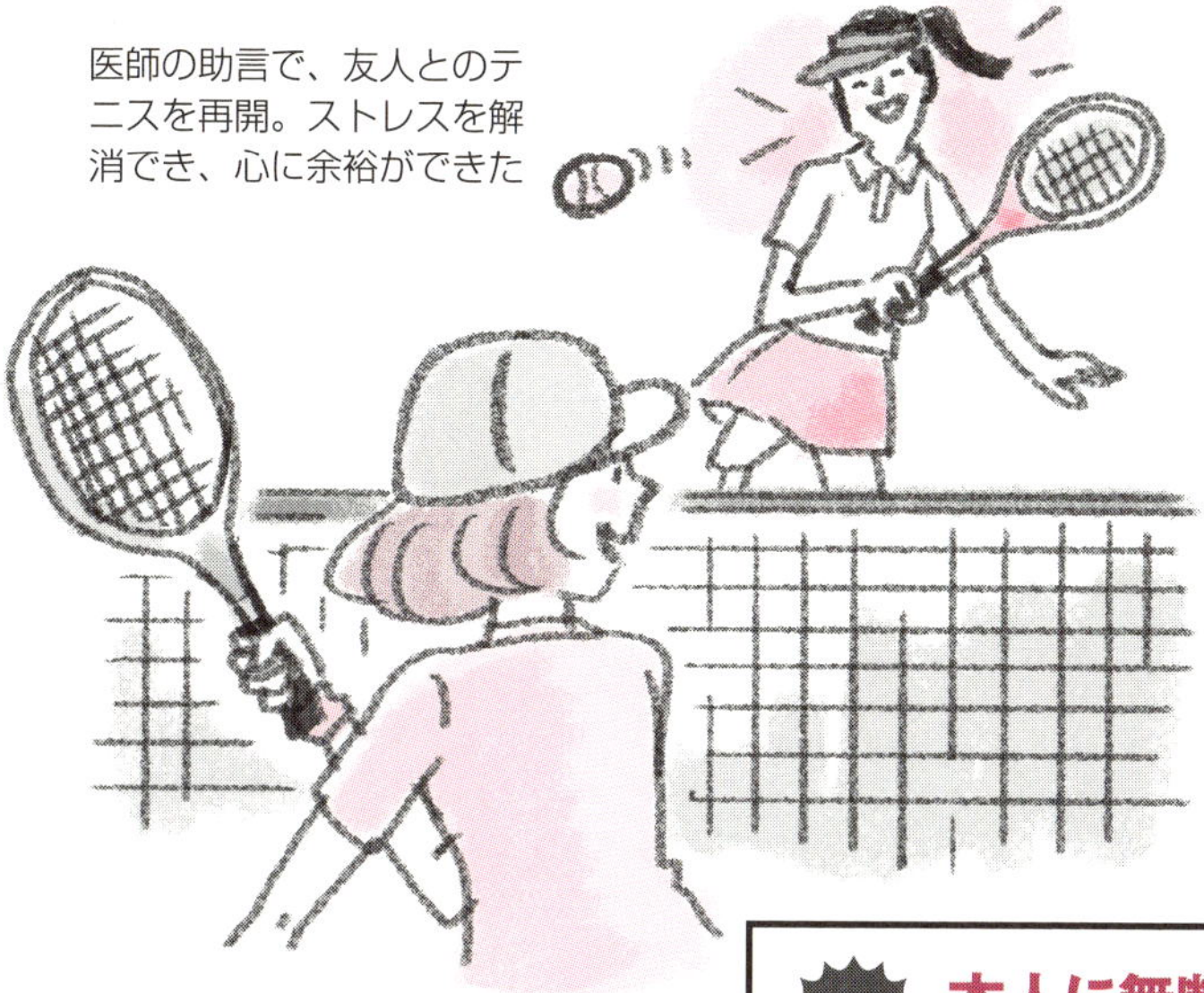

医師の助言で、友人とのテニスを再開。ストレスを解消でき、心に余裕ができた

家族相談

なにかあったら相談すればいいという心のゆとりができる。追いつめられている感覚が薄れる

「つらい」「不安」などの苦しさに対して、共感が得られる。つらいのが当然だと考えられるようになる

うつ病の人に言葉をかけるときの注意点などを、専門家の過去の経験からアドバイスしてもらえる

「死んでほしい」「もう逃げ出したい」などの極端な考え方を口にすることで、鬱屈した思いを解放できる

本人のためになる

家族が安心感をもつと、それが態度や言葉に表れ、本人も安心できる

いけないこと

本人に無断で関係者に相談

本人の承諾なしで第三者に話すのはできるかぎりひかえましょう。とくに、主治医や家族共通の友人・知人に無断で相談するのはさけます。人間関係がくずれたり、治療を台無しにしてしまったりすることがあります。

×本人には無断で主治医に相談。本人がまだ言っていないことを伝えてしまう

×友人・知人に悩みを打ち明ける。本人とその人たちの関係をくずしてしまう

子どもに言っていいこと

その子の年齢とプライドに配慮する

うつ病にかかり、医療機関に通うことを子どもに説明するときには、その子の自尊心に配慮します。

言っていいこと なにかしら説明は必要

うつ病の治療は長く続きます。その間、それまでとは生活が変わってきます。子どもがいる家庭では、なぜ以前とは違うのか、なにかしら説明する必要があります。子どもの年齢や理解力にあわせて話しましょう。

どのように説明するか、両親や同居している家族の間で相談し、方針を固める

子どもの年齢が低く、うつ病を理解しにくい場合には、調子が悪いという言い方でもかまわない。生活上の注意点を教える

小学校高学年や中学生くらいになると、うつ病を理解できる子もいる。病気を説明し、子どものせいではないことを伝える

しっかり休めば治ることを伝える。親が休んでいる間、生活がどのように変わるか、見通しを示す

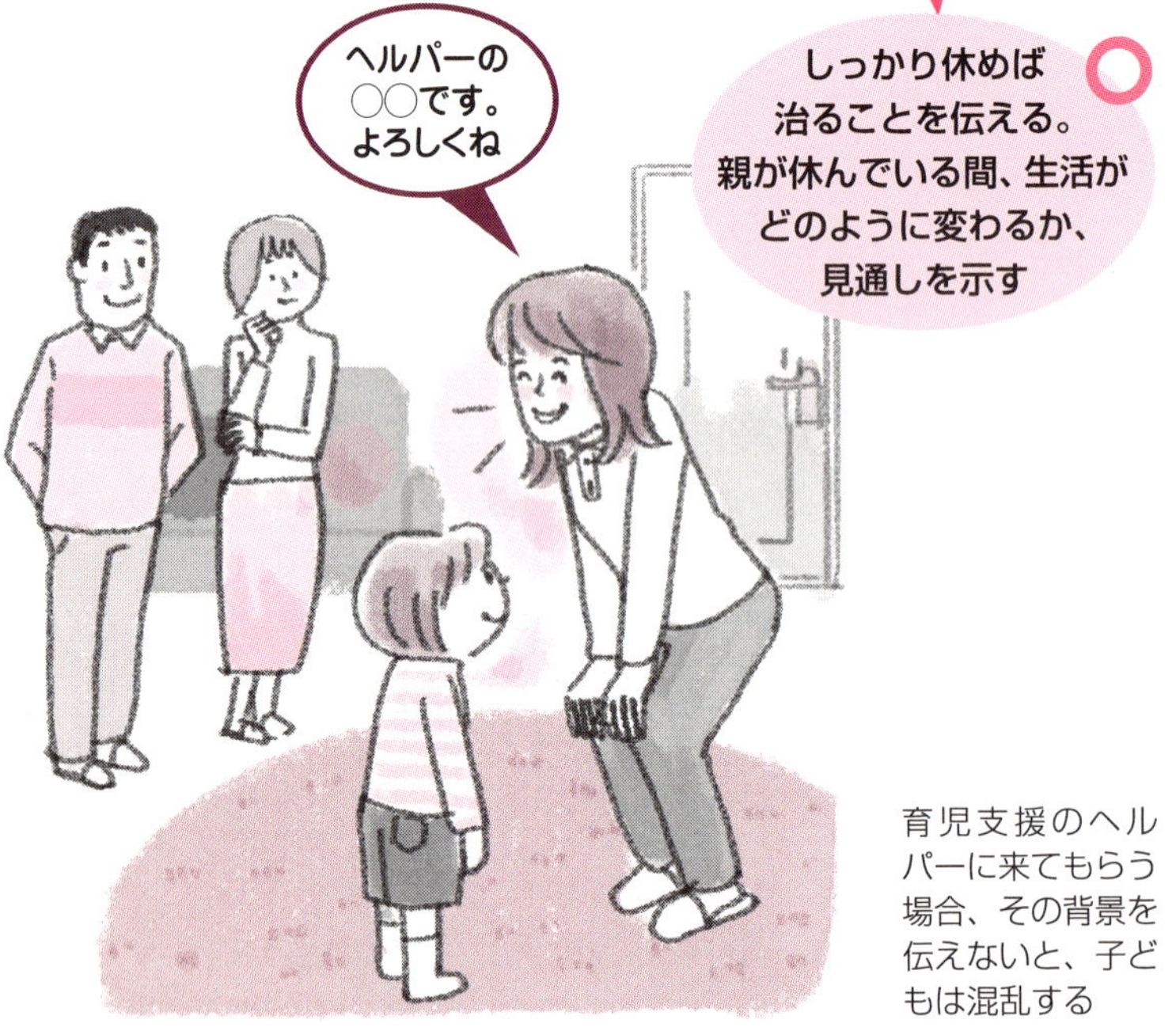

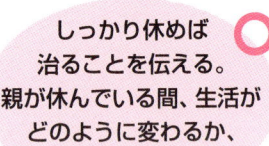

育児支援のヘルパーに来てもらう場合、その背景を伝えないと、子どもは混乱する

親の病気は子どもの自尊心に影響を与える

親の病気や親が不安を抱いていることを知ると、子どもはそれを挫折体験として認識したり、自分のせいだと考えたりします。自分が悪い子だから、親がうまくいかないのだと考えるのです。

その結果、子どもの自尊感情が弱くなります。子どもは自分を責め、家庭生活だけでなく、学校生活や友達との関係にも自信をもてなくなっていきます。

うつ病を説明するときは、その子のせいで発病したわけではないことを、子どもが理解できるまで、丁寧に伝えましょう。説明の仕方に定式はありません。その子の年齢や家族との関係に配慮して、伝える内容や時期を選びます。

いけないこと

子どもが不憫だといって事実を隠す

「親がうつ病だと知ったら子どもが傷つく」と考え、子どもを不憫に思ってひたすら事実を隠すのは、必ずしも得策ではありません。子どもは生活が変わったことで違和感を抱きながら、それを解消できず、悩んでしまいます。

× うつ病であることを隠し、平静を装う。患者さん本人にも平気なふりをさせる

×「病気ではない」とウソをつく。医療機関に行くときも、行き先を説明しない

どうして説明が必要？

隠しても子どもは気づく

どんなに巧妙に隠しても、親が病気になれば、子どもはどこか違和感を抱くものです。小学生くらいになれば、親が調子をくずしていると気づくでしょう。そこで親が事実を隠していては、子どもに二重の苦しみを与えます。

子どもは親の姿をよくみている。変化があれば気づく

親の話もよく聞いている。断片的な情報をとり入れていく

以前との違いや、わずかな情報から、なにか異変があることを察する

親が苦しんでいることを知り、安心感が乏しくなる。自分のせいだと考えてしまい、自尊心がゆらぐ子も多い

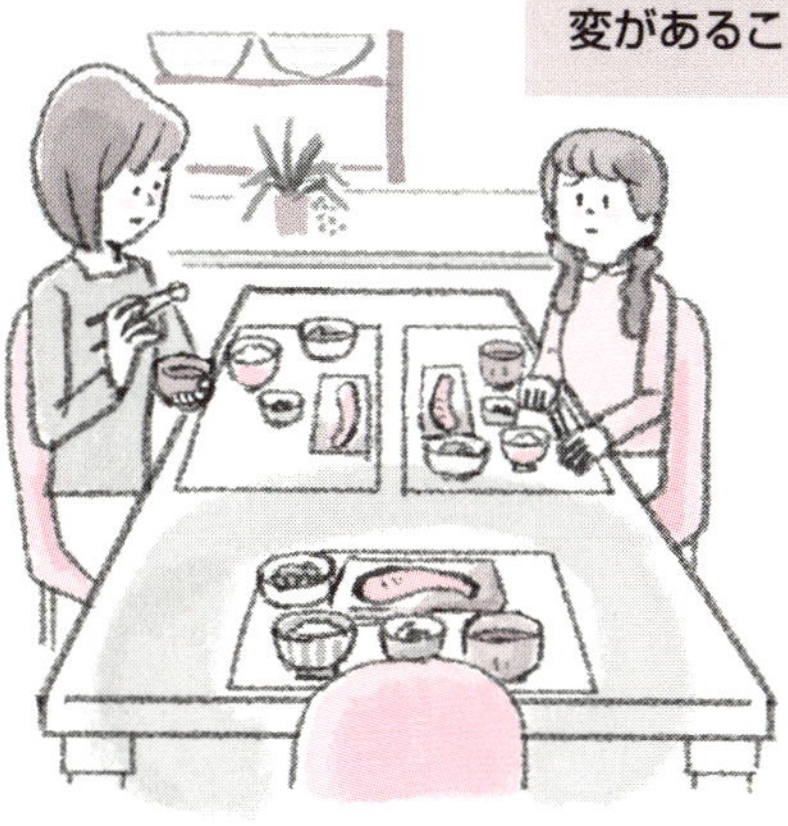

父親が食事をとらずに外出するなど、それまでとの違いから子どもも気づく

両親や親戚には病気を伝えなくてもいい

親族にうつ病を打ち明けるかどうかに正解はありません。周囲の人たちがうつ病をどう思っているか、その考えは、それぞれに違うからです。

身近な相手でも偏見があればやめる

両親や家族ぐるみで付き合っている親戚には、困ったときは頼りたいものです。しかしうつ病の場合、どんなに困っていても、理解のない相手を頼ると、かえって逆効果です。

理解のない人は、よかれと思ってうつ病の人を激励したり、仕事にかり出したりしがちです。

支えを得たくて打ち明けたのに、負担をかけられたのでは、互いに不幸でしょう。

うつ病の人にはまじめな人が多く、親族への義理を感じてしまいがちです。しかし治療中は義理よりも回復を優先し、人付き合いを変えましょう。

言っていいこと

理解してくれる人には伝えてもいい

うつ病にかかって生活が変わってきたとき、その変化を心配して声をかけてきてくれる人には、病気のことを説明してもいいでしょう。本人や家族の精神的な支えとなってくれるかもしれません。

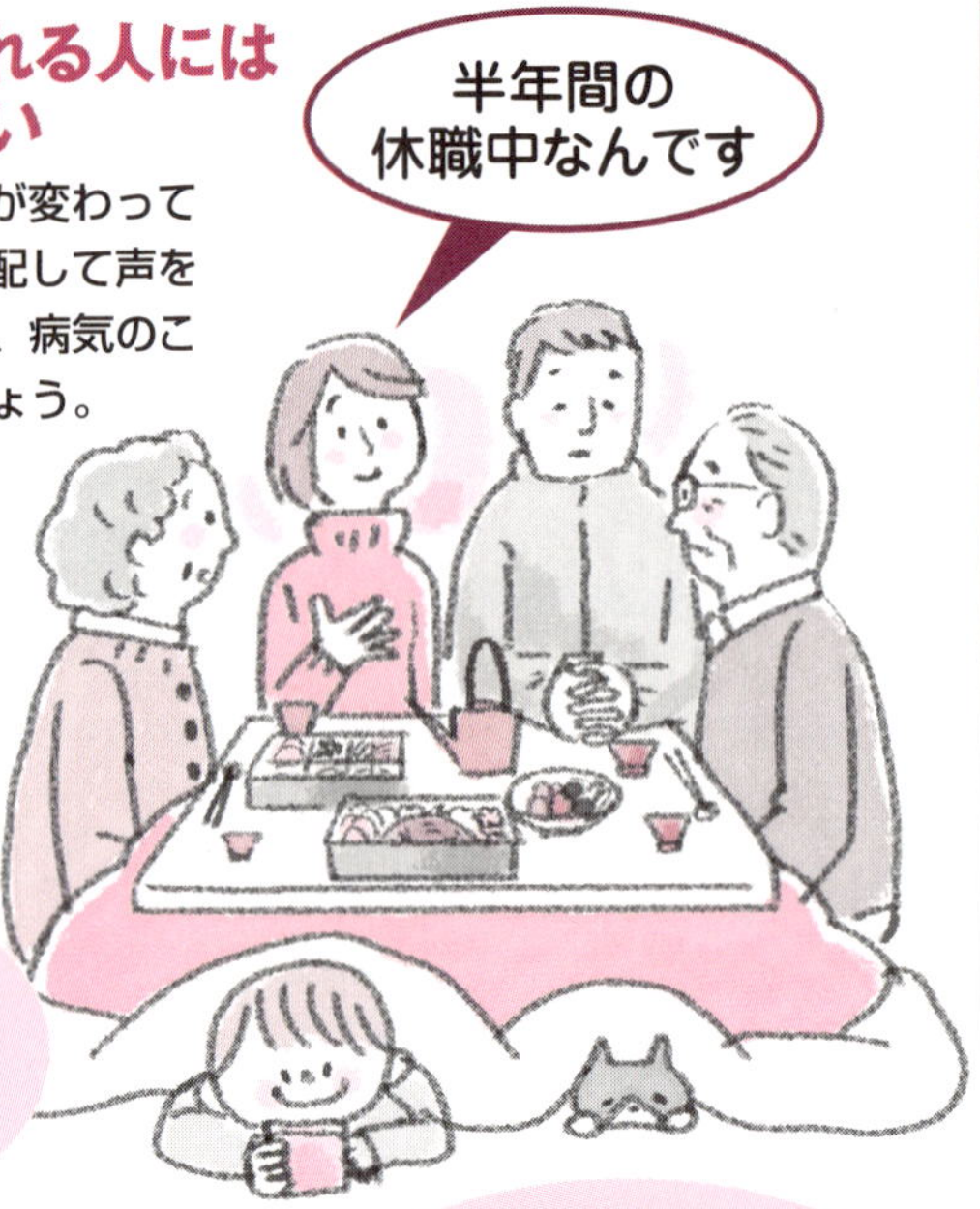

日頃理解のある両親なら、帰省した際に概要を伝えておくのもいい

○ 本人が欠勤していること、家族が疲れていることを心配して協力を申し出てくれる人には病気を説明する

○ 生活の変化について、近しい親族から説明を求められたら、状況をみて答える

○ うつ病やそのほかの心の病気を経験した家庭があれば、相談してみてもいい

なぜ伝えなくてもいいい?

治療が最優先だから

親族に病気を伝えることが、治療の妨げになるようなら、あえて伝えないという選択も必要です。

基本的には言う
うつ病は悪いことではない。基本的には伝えていい

治療のために言う
説明するのなら、それが治療のための環境整備につながるようにする

主治医と相談して決める
誰にどのような内容を伝えるか、主治医と相談したうえで本人が決める。判断力が低下している場合は、いったん保留してもいい

習い事の先生が協力してくれそうなら、「両親には言わないが、先生には言う」という選択をしてもいい

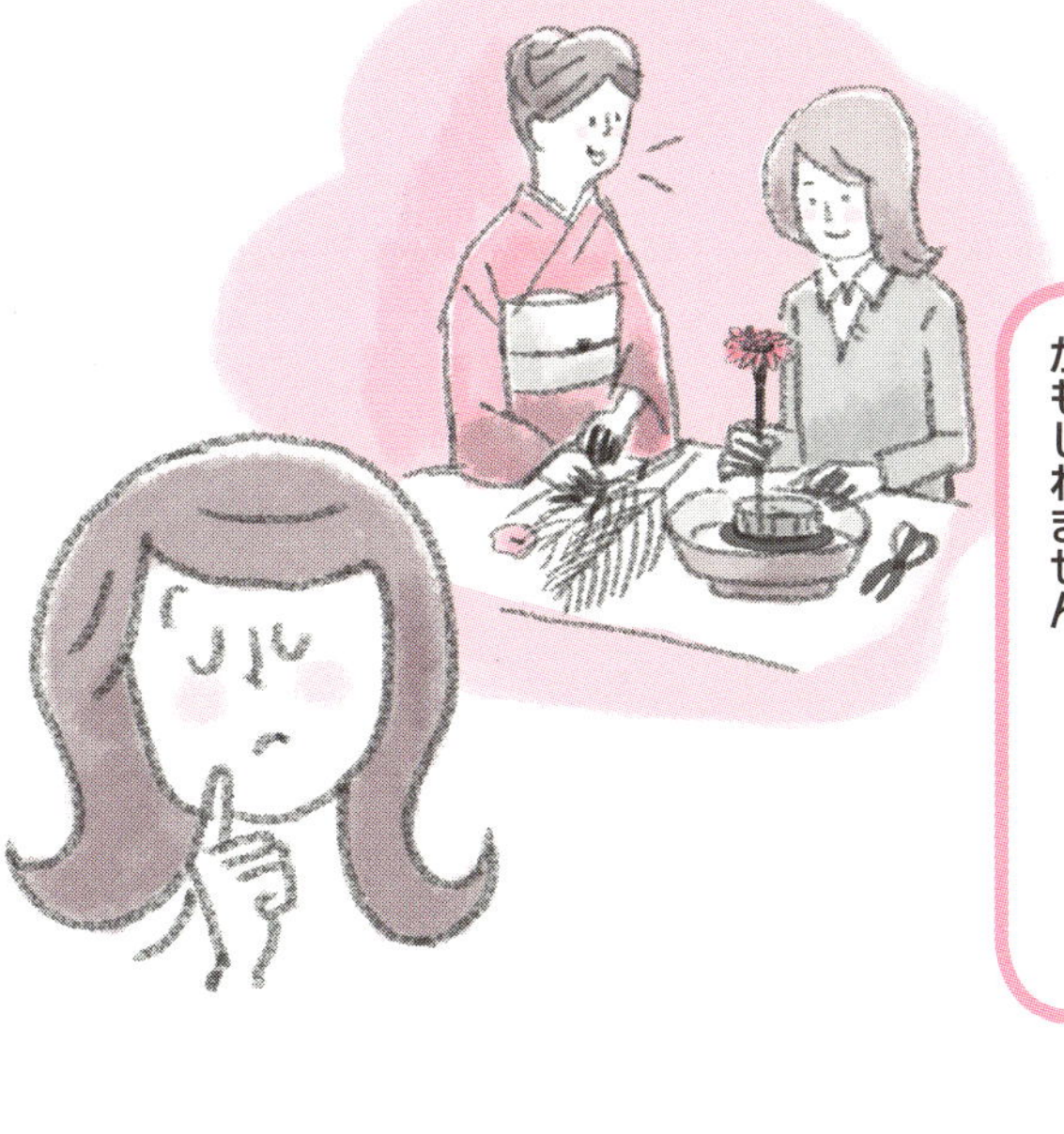

いけないこと 親族には礼儀として伝える

これまで世話になったからという理由で病気を説明するのは、やめましょう。相手がうつ病への理解が乏しい人だった場合、不要な激励を受けてしまう場合があります。理解が得られるかどうかを基準にしてください。

✕ 「親きょうだいだから」「義理があるから」という理由で、病気を明かす

✕ 誤解されることは明らかなのに、両親に病気のことをすべて説明する

偏見はどうやってわかる?

両親や親戚がうつ病をどう考えているかわからず、うかつに話せないという場合には、まずストレスのことを伝えましょう。「仕事のストレスで体調をくずしている」というような話をしたとき、それを受け止め、共感してくれるタイプの人であれば、うつ病への理解も期待できます。「甘えるな」「ストレスなんて気のもちようだ」と叱咤激励するタイプの人には、理解が得られないかもしれません。

COLUMN

家族が知っておきたい サービスやグループ

家族が知っておきたいのは相談窓口。
治療に対する不安をたずねる先として
医療機関の窓口を、
そして生活への不安や不満、
自分自身の人生を相談する相手として、
家族会などのグループを利用しましょう。

家族会

うつ病の人を支える家族どうしで集まり、
情報交換をする会が全国に存在する。
医療機関や精神保健福祉センターに
聞くと教えてもらえる

患者会

患者さんどうしが集まる会もある。
支えになるが、治療初期は交流が負担に
なる場合もあるため、
参加する前に主治医に相談する

そのほか、精神保健福祉センターなどの公的機関が、家族の相談を受け付けている。(86ページ参照)

医療機関

家族相談

患者さんが家族同伴で受診することを
すすめたり、家族対象の窓口を
もうけたりしている医療機関がある。
希望する場合は主治医に質問を

精神科ソーシャルワーカー(PSW)

心の病気に関連する社会福祉について
くわしい職種。PSWの資格をもっている
スタッフには、各種制度の利用や
家計のことを相談できる

自助グループ

医療機関が、患者さんや家族の
グループ活動を支援している場合がある。
同じ境遇の人が集まって情報交換。
医療スタッフが助言をおこなう

クリニックなど、小規模な医療機関では上記3種の窓口がない場合もある。そのときは別の医療機関の窓口を紹介してもらうのもいい

2

【職場ができること】

励ましたい気持ちをおさえ、制度を優先する

同僚がうつ病にかかったときにできること。それは個人的な経験をもとに独断で協力することではなく、職場のシステムのなかで支えていくことです。義理や人情も大切ですが、そればかりが先行しては、職場の公正性が保てません。人間関係もくずれます。感情をおさえ、制度にしたがって支援していきましょう。

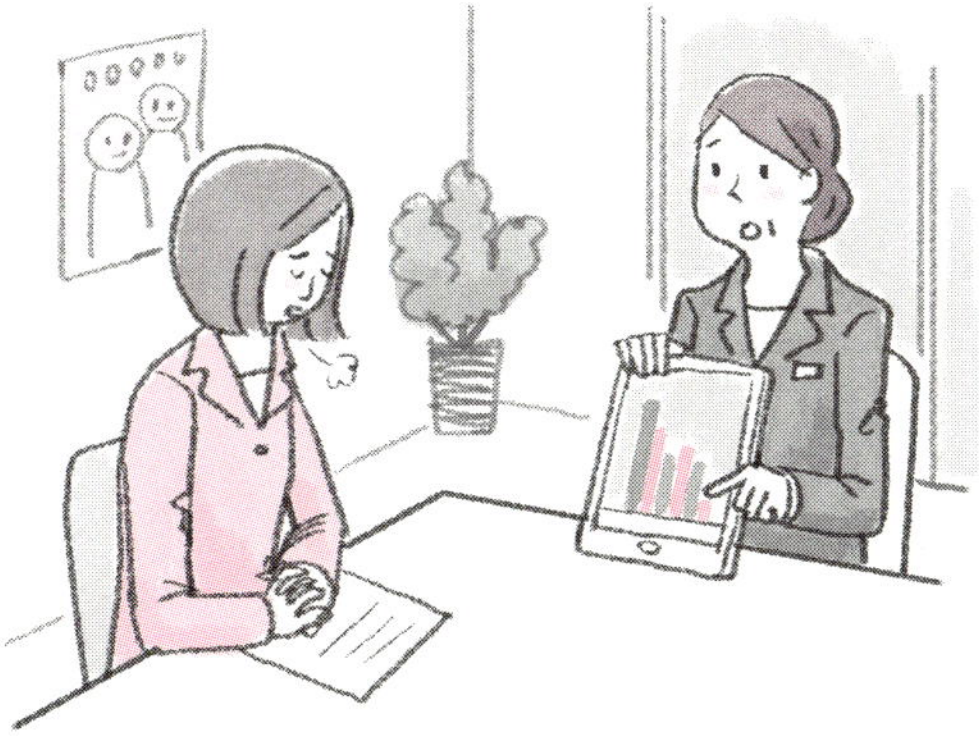

原則③
在職中の配慮

問題と病気を分け、問題は指摘する

在職中の社員がうつ病になった場合、病気への理解と配慮を心がけながらも、仕事上の問題があれば、それはきちんと指摘します。

2つの立場を理解する

社員がうつ病になったとき、その人には2つの立場があります。その2つを意識すると、対応しやすくなります。

「仕事が進まない」という問題と、「食欲がない」という症状を分けて考える

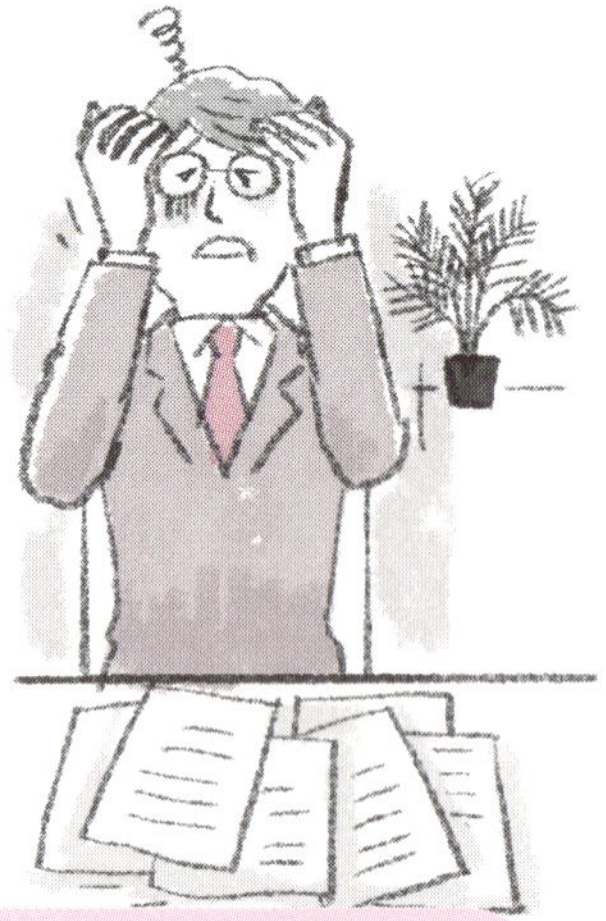

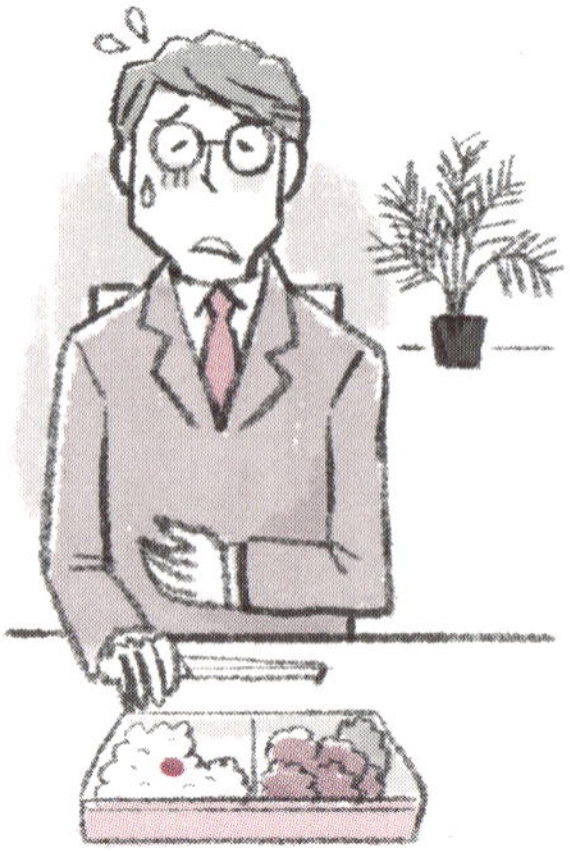

社員としての立場

規則や契約にそって、自分の果たすべき役割を発揮し、成果を上げる存在

- 職場の秩序を守る
- 労働して対価を得る

患者さんとしての立場

もろい部分をもっている。症状が悪化しないよう、配慮されるべき存在

- 秩序のなかで守られる
- 受診して治療を受ける

病気の人も公正に評価する

社員がうつ病になり、それまでできていた仕事ができなくなったとき、会社は改善をどこまで要求できるのでしょうか。

ここで原則となるのは、社員としての役割を果たしてもらうことです。契約している仕事量や、規則は、病気があっても基本的に守ってもらいましょう。それが難しいくらい病状が悪い場合には、専門家への相談や休養をすすめることも選択肢となります。

役割を果たしてもらうために、病気や症状に対して配慮できることがあれば、場当たり的に例外をつくるのではなく、職場のシステムで対応しましょう。

対応のポイント

問題(事例)に着目して対処する

うつ病の人の悩みやトラブルを、仕事上の問題と病気の症状に分け、会社としては問題(事例)に着目して対処します。上司や同僚が病気を治すわけではありません。

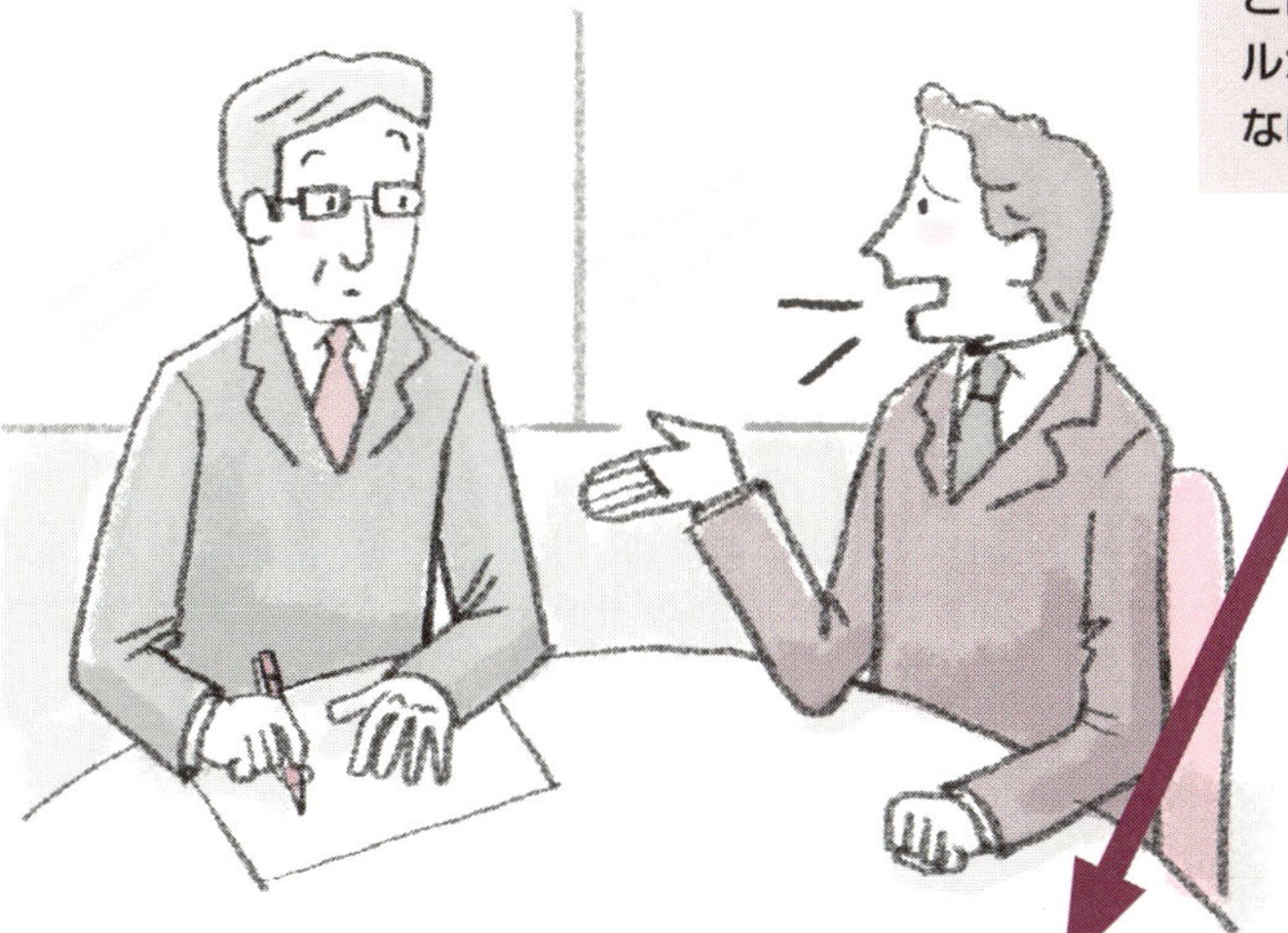

治療中の人にも、仕事の評価面談などをほかの人と同様におこない、仕事の成果は公正に評価する

トラブルが起こる

「仕事がとどこおる」「同僚と口論になる」などのトラブルが発生。職場として対処しなければならない

病気として起こっていること

意欲の減退や判断力の低下、睡眠不足などはうつ病の症状として起こること。職場が病気を治すわけではない

病気は医師にみてもらう

症状は治療で解消していくもの。「集中しなさい」と言っても変わるものではない。治療を受けてもらう

仕事上の問題になっていること

症状から起こっていることでも「期日を守れない」「問題発言」など、仕事上の問題は放っておけない

職場のシステムで対処

病気があっても、就業規則や労働契約に反することには対処する。そのためにも医師や保健師への相談を提案する

言っていいこと

本人のためにも、やりとりはなるべく記録する

社員がうつ病になったときには、仕事や病気、治療などさまざまなことを相談しなくてはいけません。あとでトラブルにならないよう、記録をとりましょう。

言っていいこと 記録することを伝える

うつ病にかかった人と打ち合わせをするときには、やりとりを記録しましょう。本人にそう伝えてください。会社として一定の書式を用意し、面談記録などを残します。

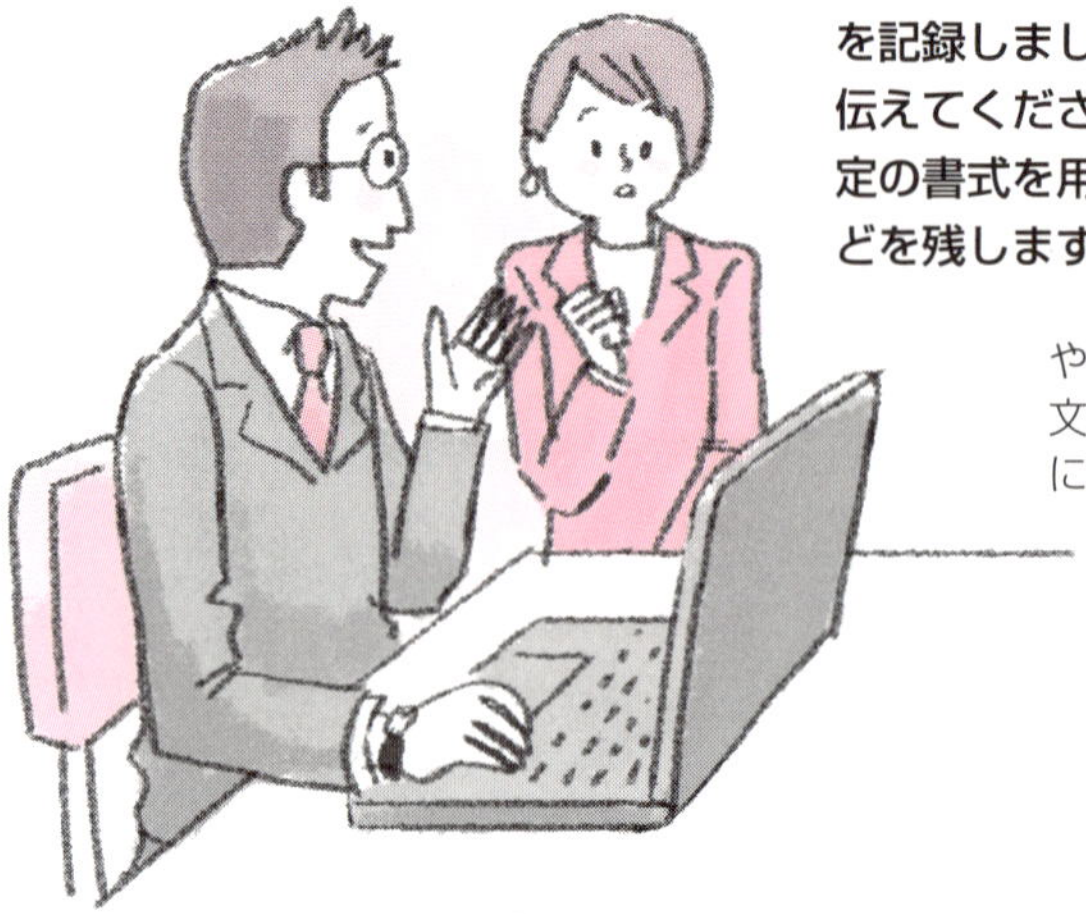

やりとりをパソコンで文書化し、あとで本人にもみてもらう

○「互いに不信感をもたないため」など、記録する目的を説明し、本人の承諾を得る

○記録のとり方を事前に本人に伝える。会社と本人のサインや印鑑が入るものがいい

いけないこと 場当たり的な対応ですませる

記録を残さず、言葉だけかわすのは、間違いではありませんが、万全の配慮とは言えないでしょう。残るのが診断書だけでは、記録としては不十分です。

×話は聞くが、いつも立ち話程度で、そのつど、思いついたことを話しているだけ

×正式な書類としては診断書を出してもらい、本人からの聞きとりは記録に残さない

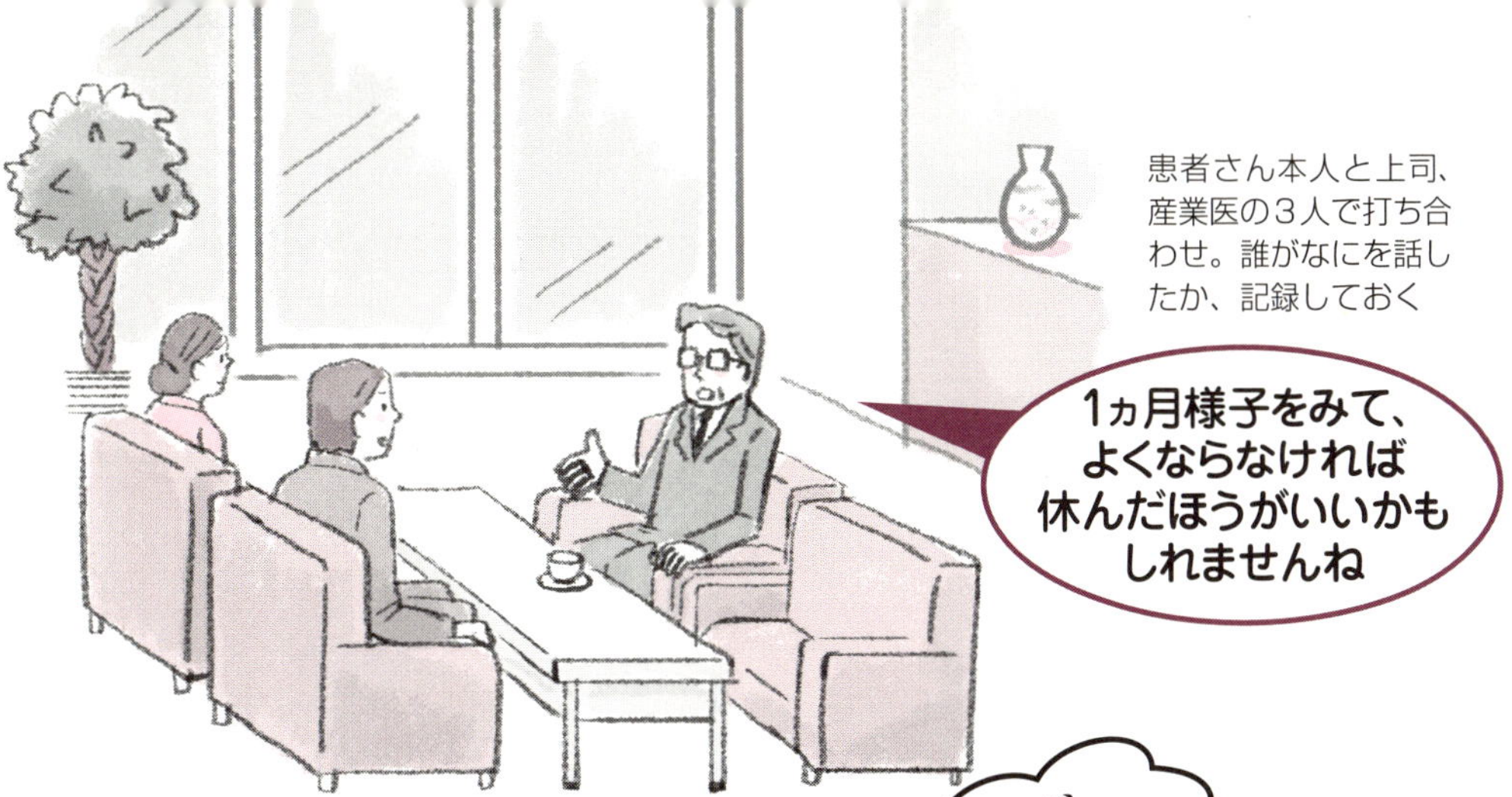
1ヵ月様子をみて、
よくならなければ
休んだほうがいいかも
しれませんね

患者さん本人と上司、産業医の３人で打ち合わせ。誰がなにを話したか、記録しておく

本人と意識をあわせてやっていく

会社とうつ病をわずらった社員との間では、病気の経過報告や仕事量調整の相談など、さまざまなやりとりがおこなわれます。

そこで「様子をみながら」「善処していく」といった曖昧なやりとりをしていると、互いに誤解を生じ、あとで「こんなはずではなかった」などとトラブルになる可能性があります。

会社として、配慮できることを明示しましょう。それに対する本人の意思も確かめておきます。そして一連のやりとりを記録してください。具体的に見通しを立て、記録を残しておけば、会社も本人も納得して業務にのぞめます。

なぜ記録する？

「言った」「言わない」のトラブルを防ぐ

病気からの回復度にもよりますが、うつ病の人は治療中、判断力や集中力、記憶力が低下しています。しっかりと話し合ったつもりでも、あとで齟齬《そご》が出る可能性があります。記録をとっておけば、発言の有無を争うトラブルが防げます。

本人の同意が形として残る

本人にはそのつど、記録を確認してサインや押印をしてもらう。会社としての提案と、本人の同意の有無が形になって残る。

問題が起こりにくい

届出の書類しか残らない

欠勤や遅刻、早退などの書類、診断書など、本人が届け出た書類だけでは、あとで面談の内容を確認できない。

問題になりかねない

言っていいこと

相談はよく聞き、しかし職場の秩序は守る

会社は家族と違い、患者さんを特別扱いすることはできません。健康に配慮しつつ、会社としての秩序も守る必要があります。

言っていいこと 規則のなかで配慮する

うつ病の人には支えが必要です。しかし、上司や同僚ができるのは、基本的には会社としての配慮です。会社の規則や仕事上の決定事項を守れる範囲で、支えていきましょう。

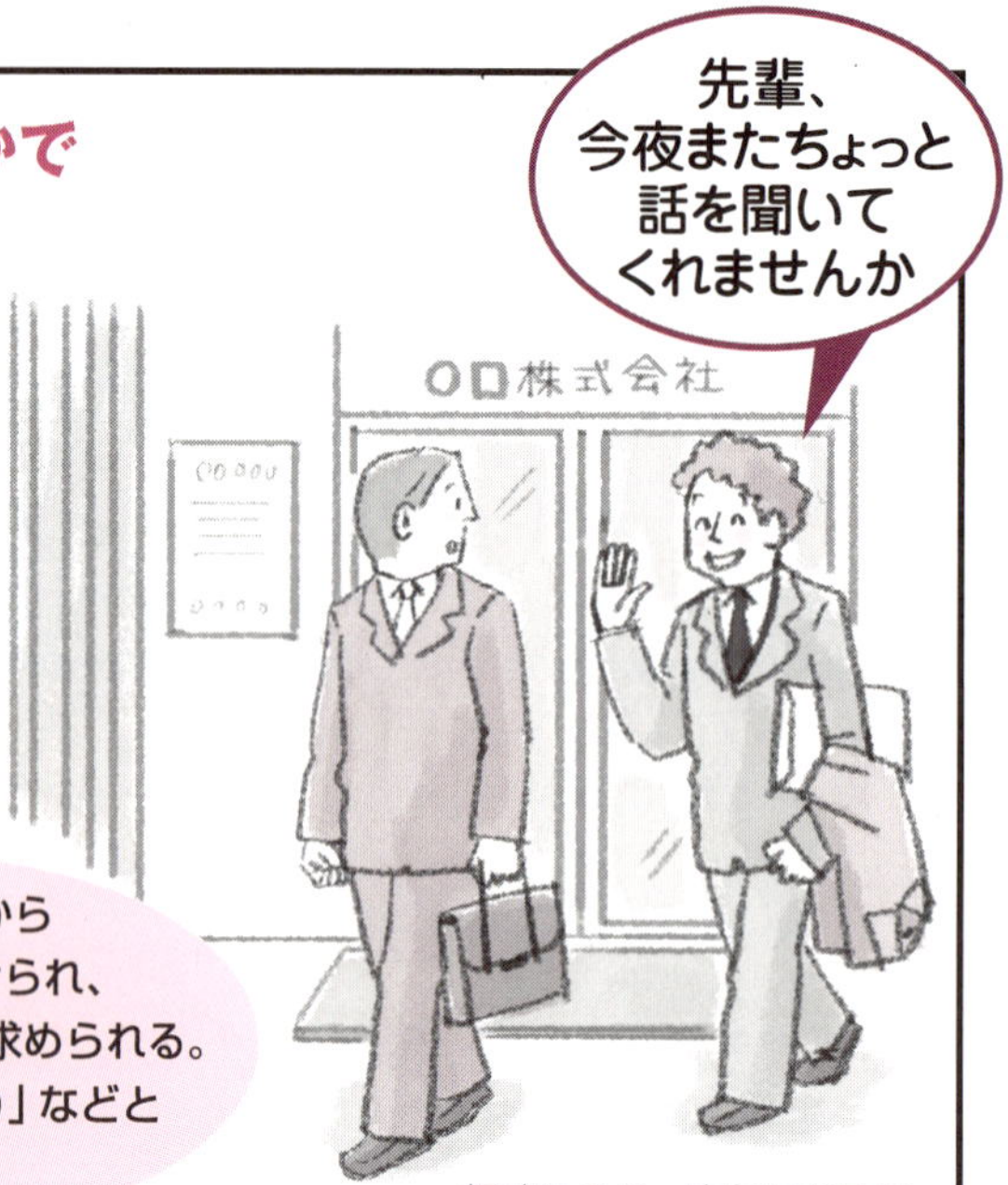

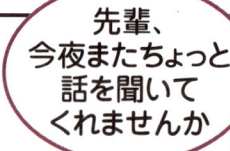

先輩、今夜またちょっと話を聞いてくれませんか
○□株式会社

相談にのり、支えになるのはいいが、入れこみすぎないように注意したい

うつ病の人から相談をもちかけられ、アドバイスや協力を求められる。「あなただけが頼り」などと言われる

↓

○ 仕事上の打ち合わせや、職場の付き合いとしておかしくない程度の相談ごとであれば、対応する

↓

○ 「しばらく、午後から出勤させてほしい」など、就業規則に関わる話には、原則として対応できないことを伝える

POINT メンタルヘルス対応のルールづくり

上司や産業保健スタッフが一定のルールにのっとって対応することで、健康配慮と職場の秩序のバランスをとります。そのためのルールや体制をつくることが重要です。

どうして規則が優先？

特別扱いは本人にも同僚にもよくない

うつ病への配慮だからといって、規則を破るほどの特別扱いをしていると、ほかの社員に悪影響が及びます。結果として、本人も働きづらくなります。

「午後から出勤する」などの特別扱いをすると、本人はかえってつらい

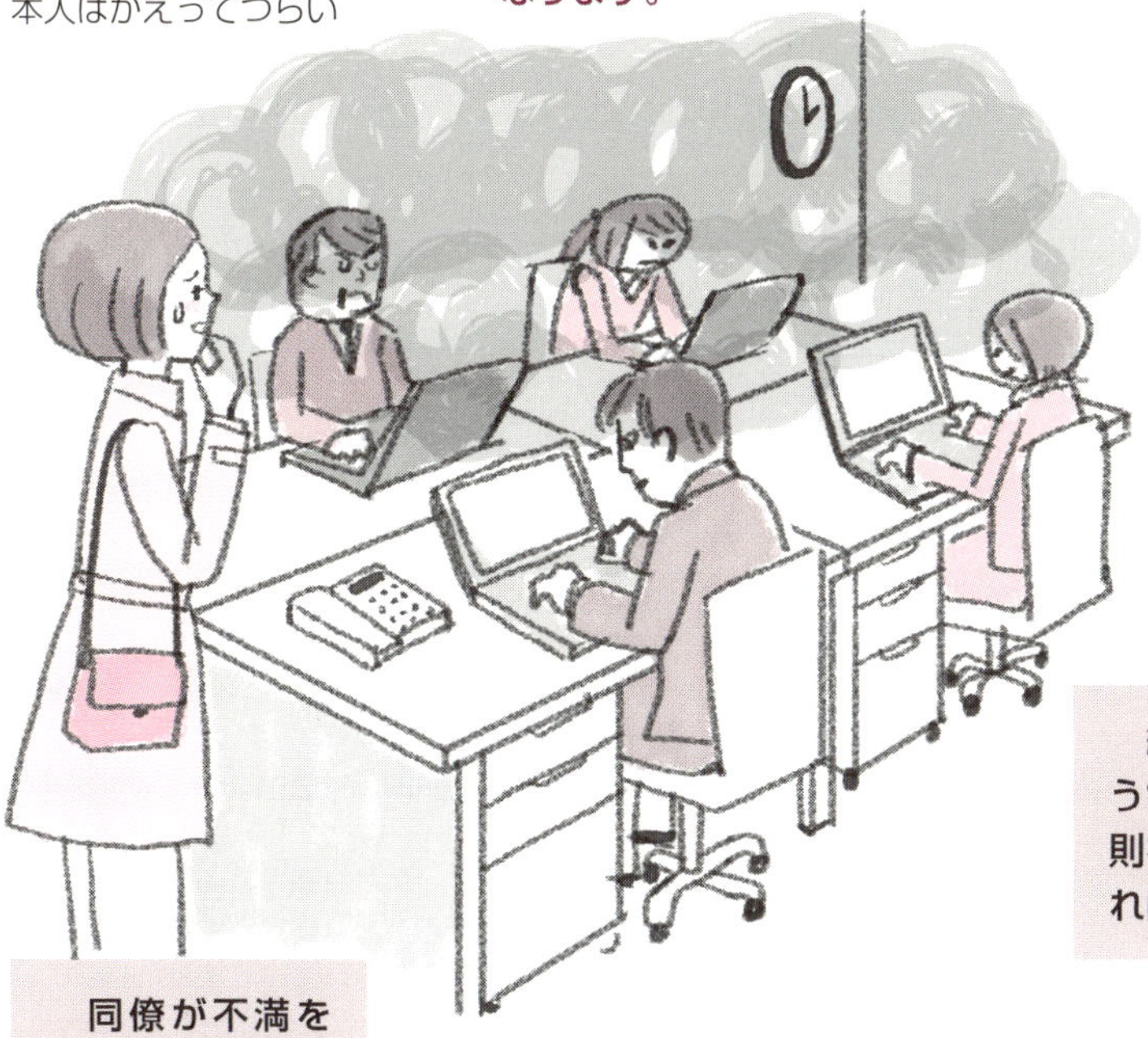

給与など待遇は同じまま、うつ病の人だけ勤務時間の規則を越えた調整がおこなわれれば、まわりは不満を抱える

同僚が不満をもっているなかで働くのは、本人にとってもつらい。配慮が意味をなさない

いけないこと　度を越えた極端な配慮

うつ病の人のたすけになりたいと思うあまり、例外的な配慮をしすぎると、公正性が守れません。また、病気だからといってはれものにさわるような態度をするのも問題です。

× 義理を感じて、仕事の範囲を越えて支援しようとする

× 業務に必要な打ち合わせなのに、関わりたくないと言ってさける

裁判官のように公正に対応する

主治医を弁護士、産業医を裁判官にたとえると、職場における健康管理が理解しやすくなります。

主治医は患者さんのことを第一に考えます。弁護を前提として活動する弁護士のように、患者さんの健康を守るために、できるかぎりのことをします。

産業医は、会社と社員のどちらにも肩入れしない、裁判官のような存在です。患者さん第一で特別扱いをしすぎていては、業務の妨げになる場合もあるため、会社のルールを遵守します。

同僚として相談にのるときも、産業医の対応を参考に、健康への配慮と職場の秩序のバランスをとってください。

言っていいこと

生産性の低下が目立つなら、専門家への相談を提案

社員の様子がふだんと違って元気がなく、また明らかに能率が落ちているときは、客観的なデータを示し、専門家への相談を提案します。判断は本人に任せます。

言っていいこと データをみせて相談する

うつ病の人にかぎらず、心身の不調で業務パフォーマンスが低下している人と相談するときには、それを示す客観的なデータを使いましょう。データを根拠として、受診について相談します。

具体的な数字を示すことで、個人攻撃や感情論にならず、公正な打ち合わせができる

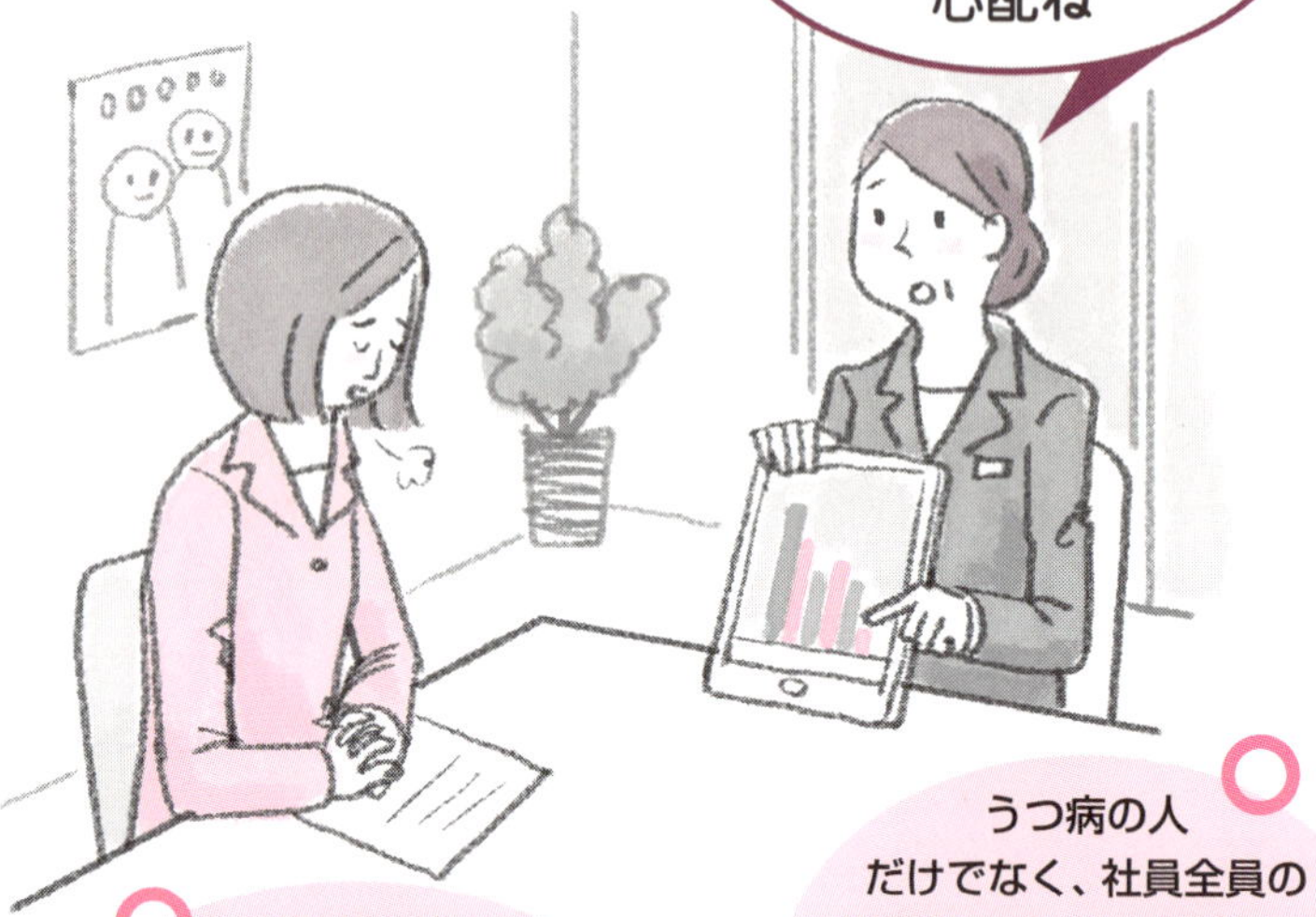

体調不良で
会議に出席できない
日が増えているのが
心配ね

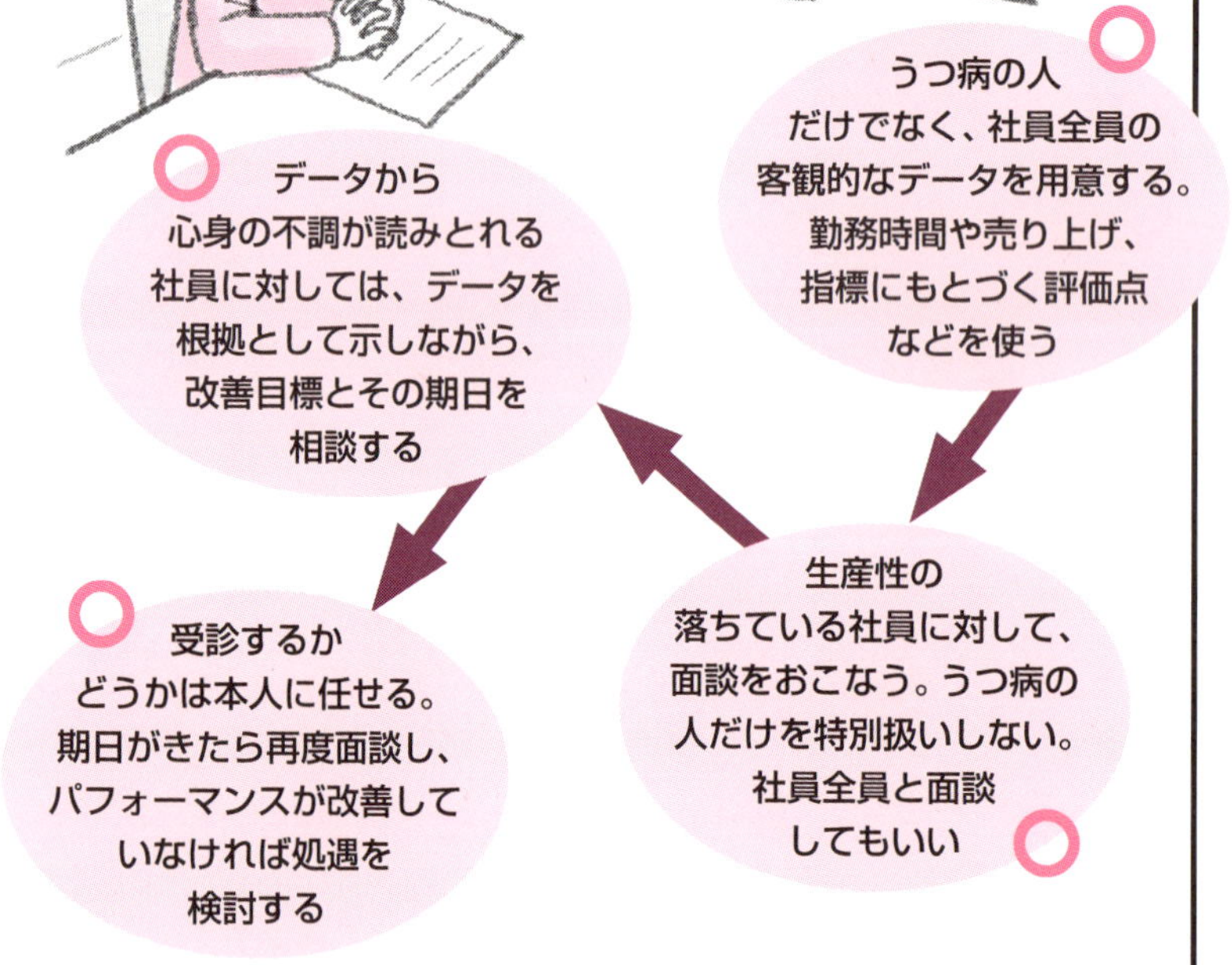

うつ病の人
だけでなく、社員全員の
客観的なデータを用意する。
勤務時間や売り上げ、
指標にもとづく評価点
などを使う
生産性の
落ちている社員に対して、
面談をおこなう。うつ病の
人だけを特別扱いしない。
社員全員と面談
してもいい
データから
心身の不調が読みとれる
社員に対しては、データを
根拠として示しながら、
改善目標とその期日を
相談する
受診するか
どうかは本人に任せる。
期日がきたら再度面談し、
パフォーマンスが改善して
いなければ処遇を
検討する

どうして提案する?

悪化と再発を防ぐ

専門家への相談は、管理監督者の役割（ラインケア）であり、本人にとっても自己の健康管理義務（セルフケア）を果たすことになります。不調が明らかな場合に放置すれば、うつ病の悪化や再発を招きます。

いけないこと

困惑を伝え、受診を求める

ふさぎこんでいる社員がいるときに、会社として「それじゃ困る」「うつ病のようだから受診しなさい」と強制すると、問題になる可能性があります。根拠もなく、噂話などをもとに、ただ困惑を伝えても、なにも解決しません。

✕ 根拠なく医療機関の受診を求め、したがわない場合には待遇を変える

✕ 本人から話を聞かず、噂話をもとに受診を指示する

根拠を具体的に示し、判断は本人に任せる

うつ病の疑いがある社員に、念のため医師にかかってほしいときには、会社として産業医や保健師など専門家への相談を提案してください。

提案の根拠となるデータを示し、上司や同僚として心配しているのだと伝えます。提案どおりにするかどうかは、本人に任せます。

受診を拒む場合は、ひとまず、本人がよいと思う別の方法で、対策を打ってもらうようにします。

その際、本人には、一定の期間までに問題点を改善し、業務パフォーマンスを元に戻すように伝えます。同時に、期日までに戻せなかったときには専門家に相談するよう、約束をしておきます。

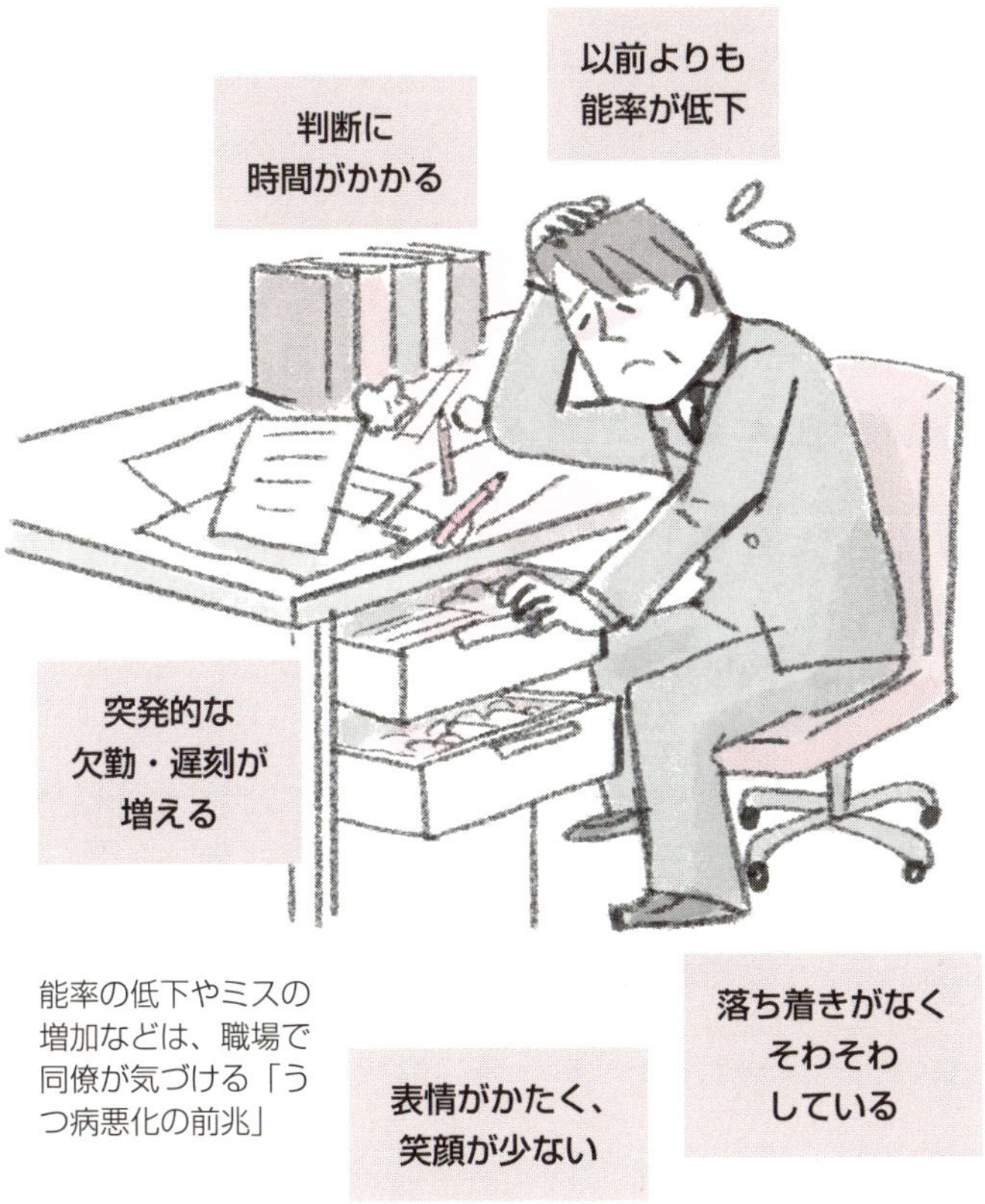
以前よりも能率が低下
判断に時間がかかる
突発的な欠勤・遅刻が増える
落ち着きがなくそわそわしている
表情がかたく、笑顔が少ない

能率の低下やミスの増加などは、職場で同僚が気づける「うつ病悪化の前兆」

いけないこと

気をつけたい、法的に問題となる言い回し

うつ病の人と打ち合わせをするときに、会社が社員に配慮する必要はないという姿勢で話していると、法的にトラブルとなる場合があります。

いけないこと 本人の調整力不足を非難する

うつ病の人に対して、会社側が「ほかの社員と同じように指導する」「仕事の優先順位を調整できないのは本人の問題」などと、いっさい配慮しない対応をするのは問題です。

仕事量の問題が明らかなのに対処しないでいると、会社が責任を問われることもある

× 勤務時間内に終わらない作業を任せている。作業量の問題に気づきながら、その調整の責任を本人に負わせている

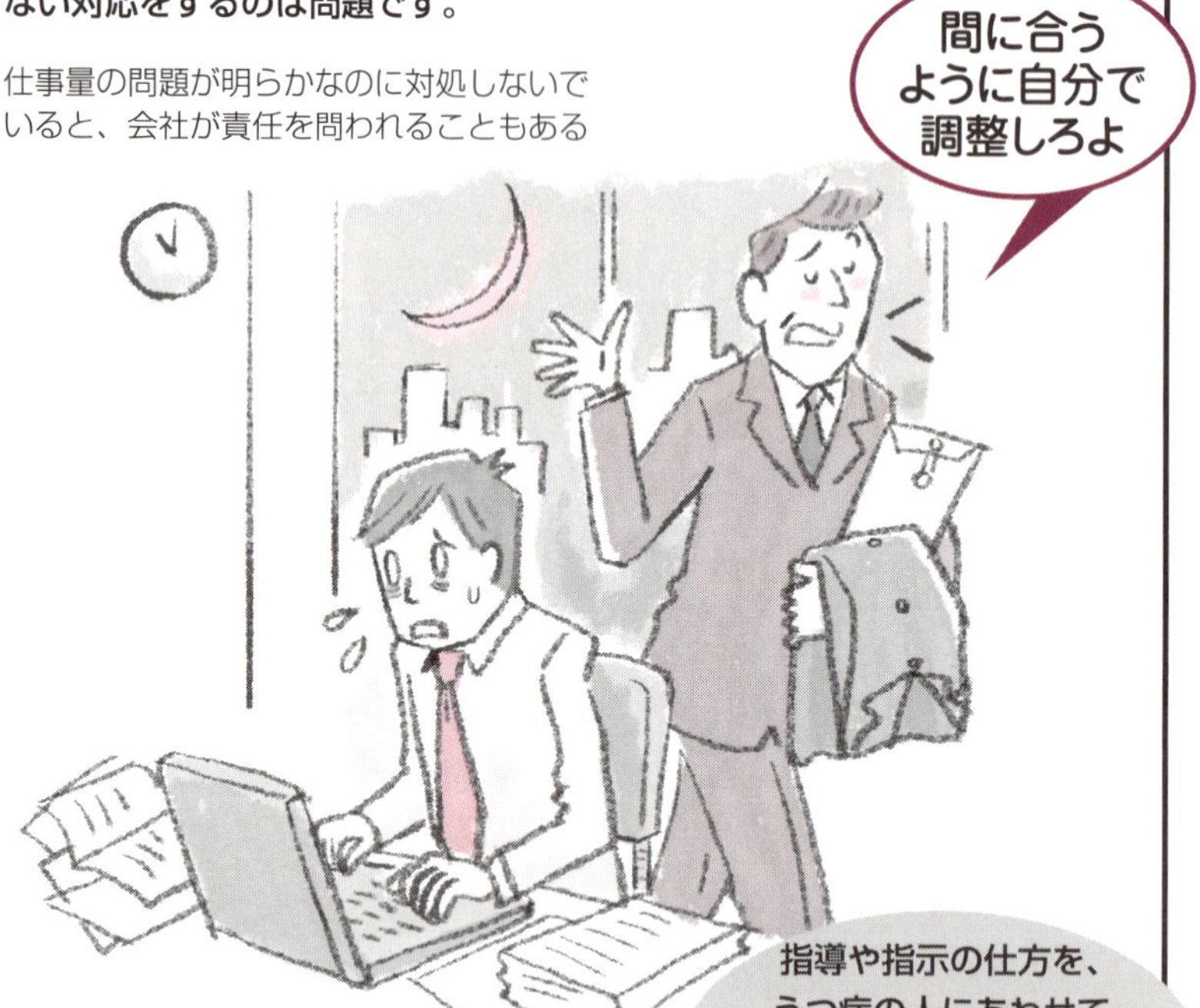

× 指導や指示の仕方を、うつ病の人にあわせて調整していない。「ほかの社員はできている」と言って注意する

× 残業が多かったり、睡眠時間が減っているようにみえたりしても「本人の責任だ」として、会社としては仕事の調整をしない

POINT 調整は会社がおこなう

会社には安全配慮義務があり、また、労務管理をおこなう責任があります。業務量の問題などで社員が心身の調子をくずしたときは、基本的には会社が仕事を調整します。

どうして問題に?

過去の判例があるから

打ち合わせでのやりとりが問題になるかどうかの基準は、過去の判例です。これまでに裁判で、会社の責任を認める判決が出ている事例については、同じ対応をとると、法的に問題となる可能性があります。

主な判例

- 「社内でひとりだけ発症したのだから、原因はその人の性格にある」という考え方は、過去に裁判で否定されている。個別の配慮が必要となる
- 休職者が復職するとき、その人のための新しいポストをわざわざ用意しなくてもいい。会社は勤務時間や作業量の調整をおこなう
- 就業規則が整備されていても、過度の残業などの規則違反を会社が黙認していた場合には、責任を問われる

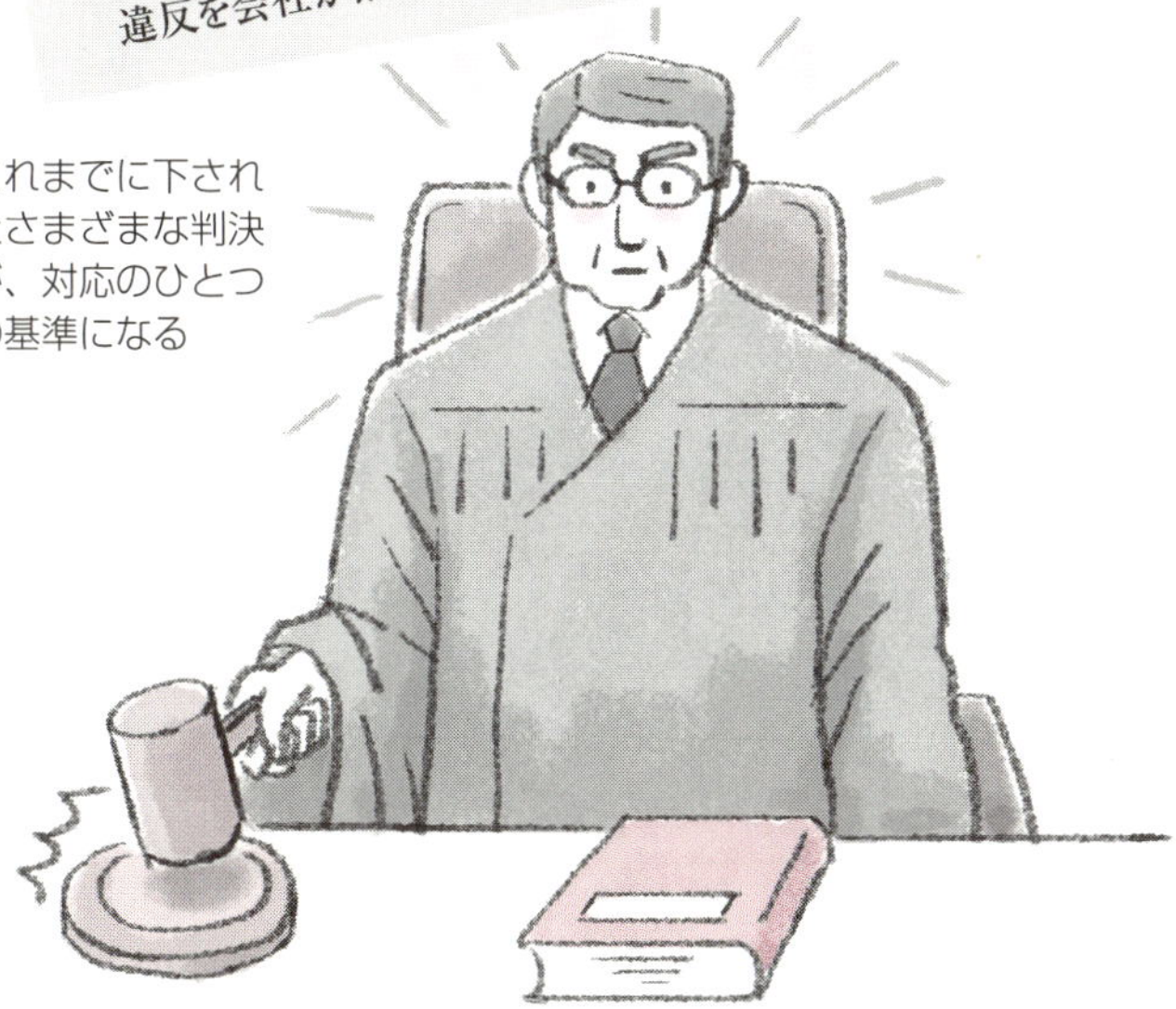

これまでに下されたさまざまな判決が、対応のひとつの基準になる

言っていいこと

国の指針にそって対応

就業規則や労働契約、メンタルヘルスに関する国の指針をよく理解しましょう。それらにそって対応すれば、法的なトラブルを防ぐことができます。

○ 規則や契約の内容を本人に伝える。打ち合わせなどの際、具体的に示す

○ 規定にそって仕事量を調整。規定の範囲で本人への配慮をする

どこまでの配慮が必要なのか

日本の企業、とくに大手企業は、他国の企業に比べて、社員を手厚く保護しています。社員が病気をわずらったとき、その人が治療しながら担当できる仕事を新たに用意する企業もあるくらいです。

しかし、すべての企業がそのような対応をとれるわけではありません。企業によって、事業規模や社員の対応力などは異なります。実際には、とくに中小企業では、「ない袖は振れない」という実状にそって、できる範囲内で配慮をするのが現実的です。

ただし、本人の調整力不足だと考える言動や、完治するまで働かせず、調整もしないのは、法的なトラブルになりかねません。

職場の本音

「負担の少ない仕事なんて、うちにはない」

……だけど、病気で治療中の社員に激務を任せるわけにはいかない

Cさんの場合

40代男性会社員。十数名の部下をもつ営業部長です。Cさん自身は健康に働いていますが、部下がうつ病にかかってしまいました。

①課長を任せている30代男性の部下がうつ病に。診断書を出してきた。しばらくは残業を制限し、週に一度は通院したいという。本人にしか詳細がわからない仕事があるのに無責任だ。しかし社の規定上、承諾するしかない。

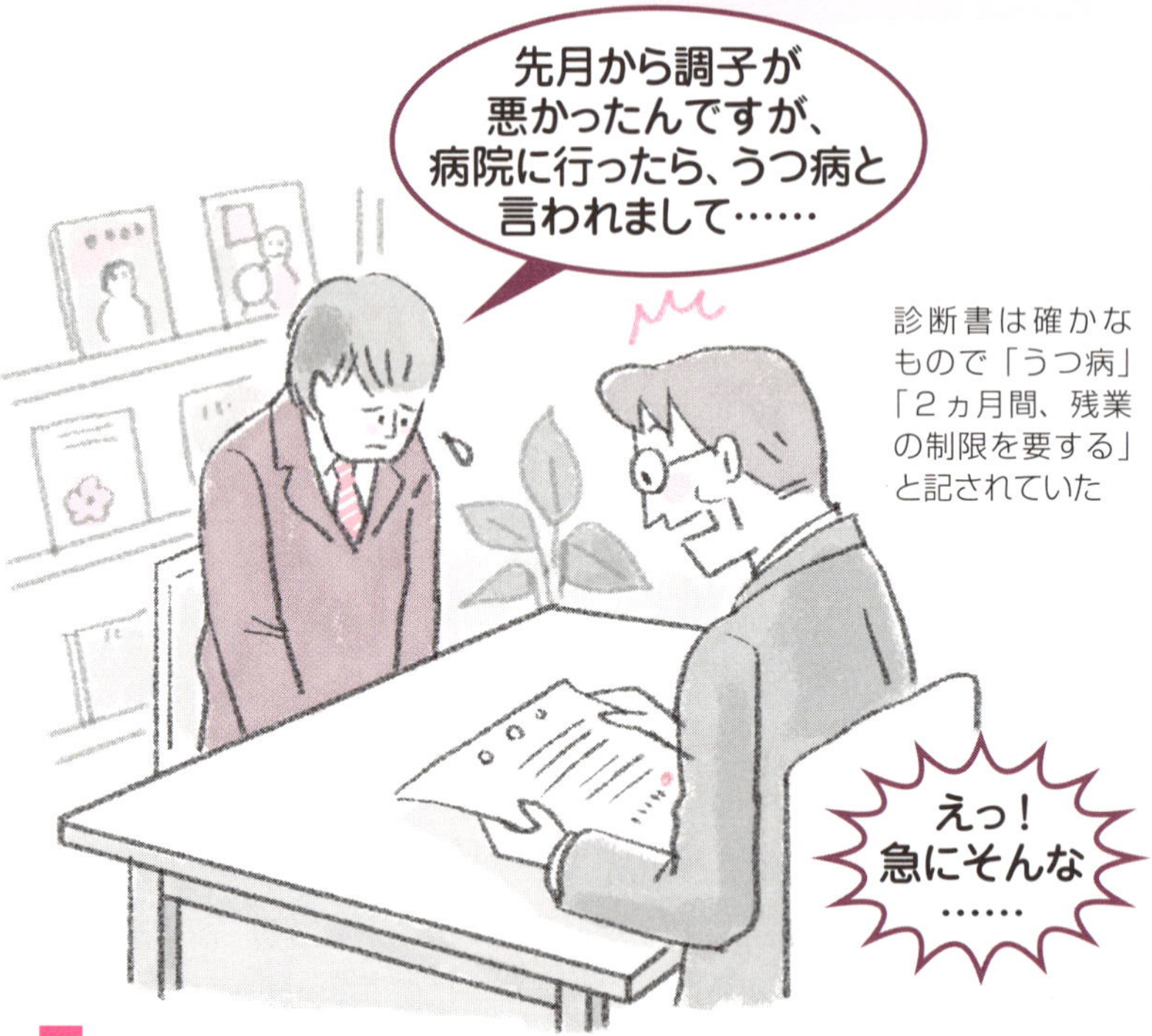

先月から調子が悪かったんですが、病院に行ったら、うつ病と言われまして……
えっ！急にそんな……

診断書は確かなもので「うつ病」「2ヵ月間、残業の制限を要する」と記されていた

患者さんはどうすればいい？

病気だと言えば上司や同僚がよく思わないことは、痛いほどわかるでしょう。しかしただ手をこまねいているよりも、説明したうえで早く治療をはじめたほうが、迷惑はかかりません。自分で言いにくいときは、まず産業保健スタッフに相談し、調整してもらいましょう。

すみませんが、定時勤務でできる作業を担当させてください

② 部下が担当できなくなった業務をほかの社員に割り振るだけでも大変な苦労。また、部下に重要な取引をひとりで担当させることは難しくなった。かといって、ただちに降格というわけにもいかない。

いつ症状が悪化するかわからない部下に、任せられる仕事が見当たらない

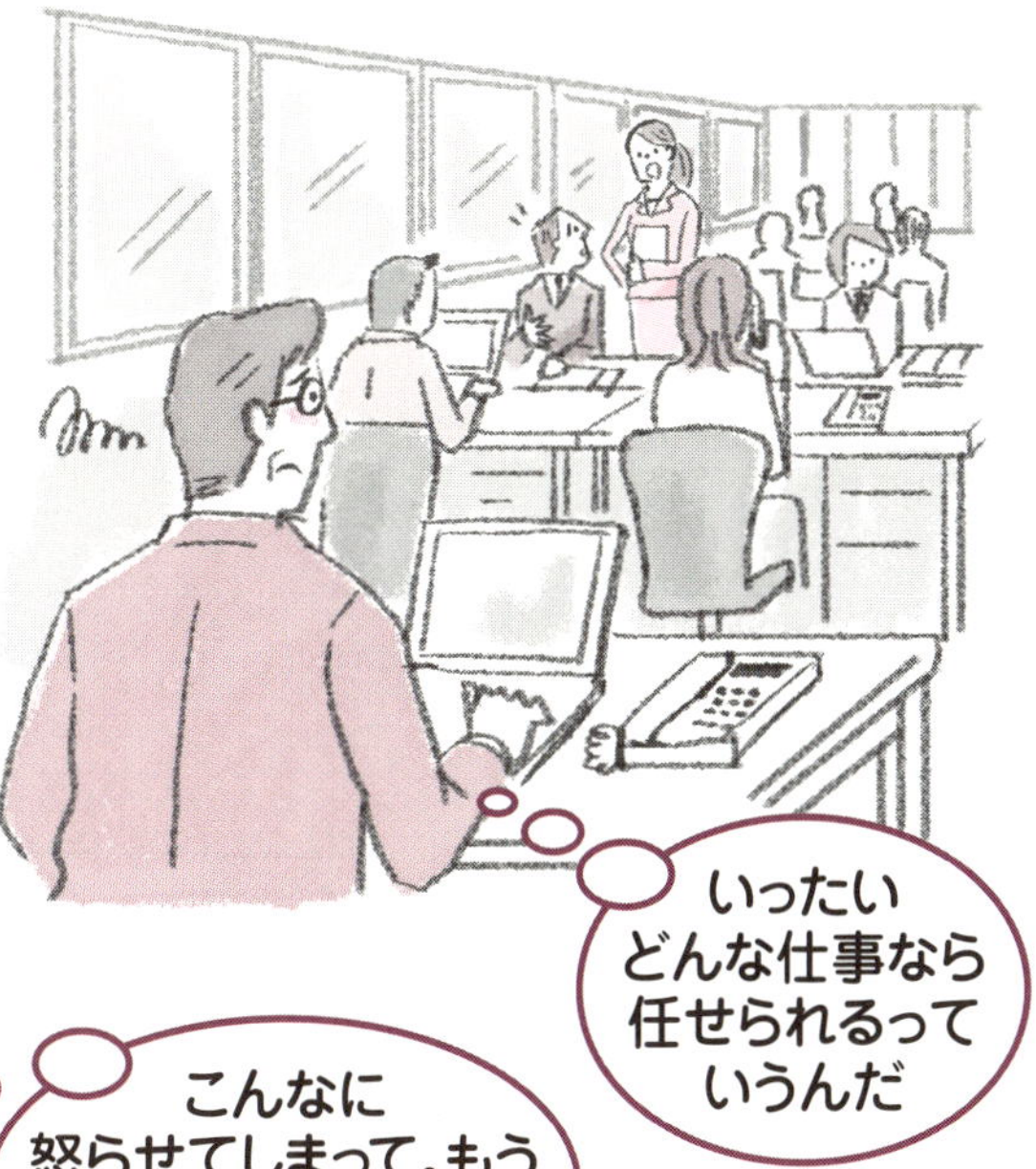
いったい
どんな仕事なら
任せられるって
いうんだ

部下が体調不良で休んでしまい、取引先に迷惑をかけることも出てきた

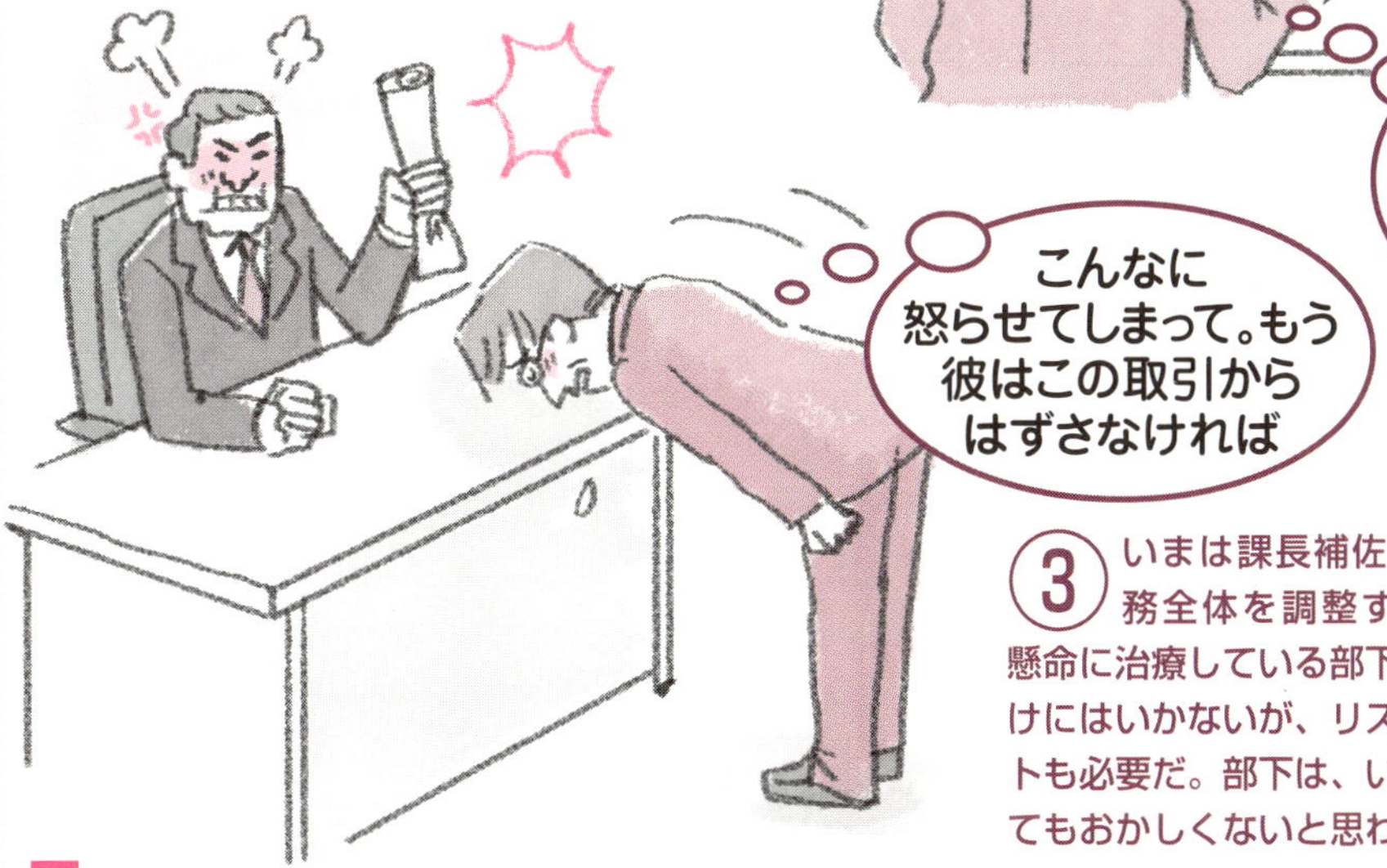
こんなに
怒らせてしまって。もう
彼はこの取引から
はずさなければ

③ いまは課長補佐を立てて、業務全体を調整するしかない。懸命に治療している部下を見捨てるわけにはいかないが、リスクマネジメントも必要だ。部下は、いついなくなってもおかしくないと思わなければ。

職場はどうすればいい?

うつ病にかかったからといって、ただちに戦力外とみなすのは誤った対応です。治療を受けて回復した人に、支援や配慮をすれば、十分に働いてくれます。ただし、配慮をしても病状や業務内容が悪化する場合には、会社として一定の措置をとる必要があります。

診断書にある
2ヵ月間をすぎても
状況が改善しなければ、
待遇が変わる可能性が
あることは理解して
おいてほしい

残業制限も
通院も了解した。
しかし定時勤務で
できることはやって
もらうよ

上司個人としてではなく、会社として対応する

うつ病の社員が休職を願い出たときに、上司や同僚が独断で抱えこむのは、トラブルのもとです。病気による休職には、会社として、システムで対応します。

マンパワーには限界がある

社員の休職や復職に、直属の上司や所属チームのメンバーが場当たり的に対応していては、必ず限界がきます。個人の力量だけで解決しようとしないでください。

上司の采配
休職者を含むチーム全体の仕事量を把握している上司が、采配を工夫して対応する。同僚からの不満にも上司が対応する

友人の助け
休職者と長く付き合ってきた、同僚でもあり友人でもある社員が、個人的に協力を申し出て、負担をカバーする

上司や同僚が力をあわせれば、一時的にはカバーできるかもしれないが……

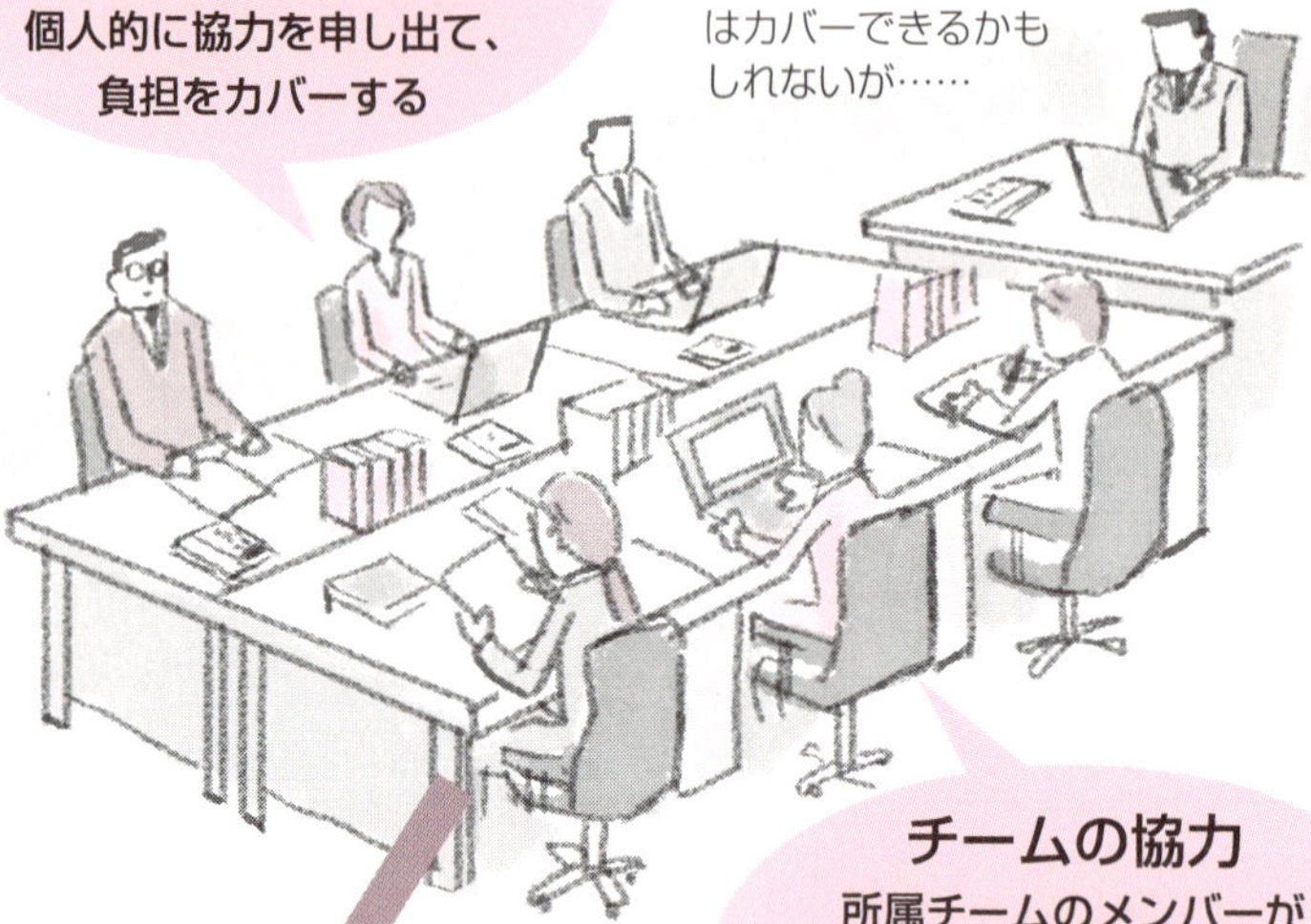

チームの協力
所属チームのメンバーが休職者の仕事を分担することで、仕事量を少しずつ増やし、難局を乗り切ろうとする

柔軟な対応
社員が一定期間、休職することに対して、上司や同僚が柔軟に対応することもできる。仕事を全員で分担したり、取引先に期日の延長を願い出るなど、対処のしようはある

でも……

いつか限界がくる
休職期間が延びたり、期日どおりに復帰しても残業に制限がついたりすることもある。そのたびに柔軟に対応し続けるのは難しい

対応のポイント

制度を整え、システムとして対応する

マンパワーには限界がありますから、会社全体で対応しましょう。健康管理の担当者が、社員が休職・復職するときのシステムを整備します。その内容を規則にもりこみ、誰がうつ病になっても同じ対応がとれる環境を整えます。

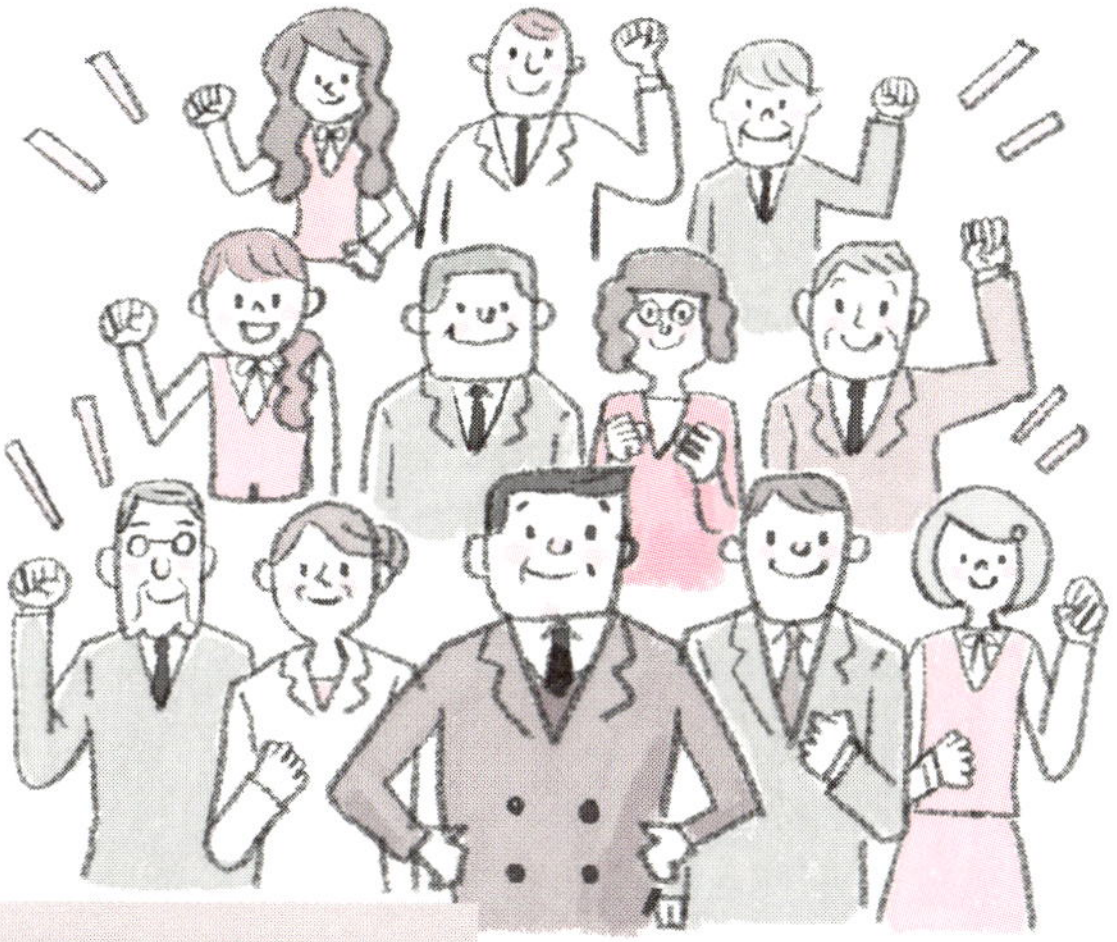

一定の規則をもうけておき、社員全員が把握していれば、治療がどのような経緯をたどっても対応できる。休職者も安心して休める

休職のしくみ

診断書への対応、休職期間の決め方、休職時の連絡のとり方などを、会社として整理し、規則化しておく

復職のしくみ

復帰時には元の部署に戻るのが原則。復帰に必要な条件、復帰後の待遇なども、規則に明記する

トラブル対応

休職・復職に関連してトラブルが起こった場合の対応も明文化。休職前に社員に提示できるようにする

仲間意識だけでは対応しきれない

長年いっしょに働いてきた同僚がうつ病にかかったときには、「困ったときはお互い様だ」「たすけになりたい」という仲間意識を感じるのがふつうでしょう。

しかし、うつ病のように症状や治療過程が目にみえにくい病気に、専門知識のない一社員が対処していくのは、簡単ではありません。一時的には対応できても、症状が悪化したり、休職期間が延びたりすれば、同僚としての対応には限界がみえてくるでしょう。

将来も考えてシステムをつくる

うつ病による休職・復職には、会社として対応してください。

うつ病の患者数は、一九九九年から二〇〇八年までの約一〇年間で倍以上に増えています。休職者への対応をシステム化しておくことで、再び休職者が出たとき、公正に、かつ迅速に対処できます。

言っていいこと

休職期間の見通しを立て、群発うつを防ぐ

うつ病の社員が休職するときには、期間の見通しを本人と共有してください。プレッシャーをかけるようですが、そのほうがかえって積極的に治療にとりくめます。

言って いいこと

予定を本人にも関係者にも明示する

うつ病の社員が休職することになったら、診断書と主治医の治療方針を確認し、休職期間の見通しを立てます。復帰の時期を本人にも、社内の関係者にもはっきりと伝えましょう。見通しを示すことで、本人も周囲も落ち着いて対応できます。

○ 診断上の文言と、主治医からの聞きとりで休業期間の見通しを確認。主治医には本人から聞いてもらうとよい

↓

○ 本人の承諾を得たうえで、社内の関係者に伝える

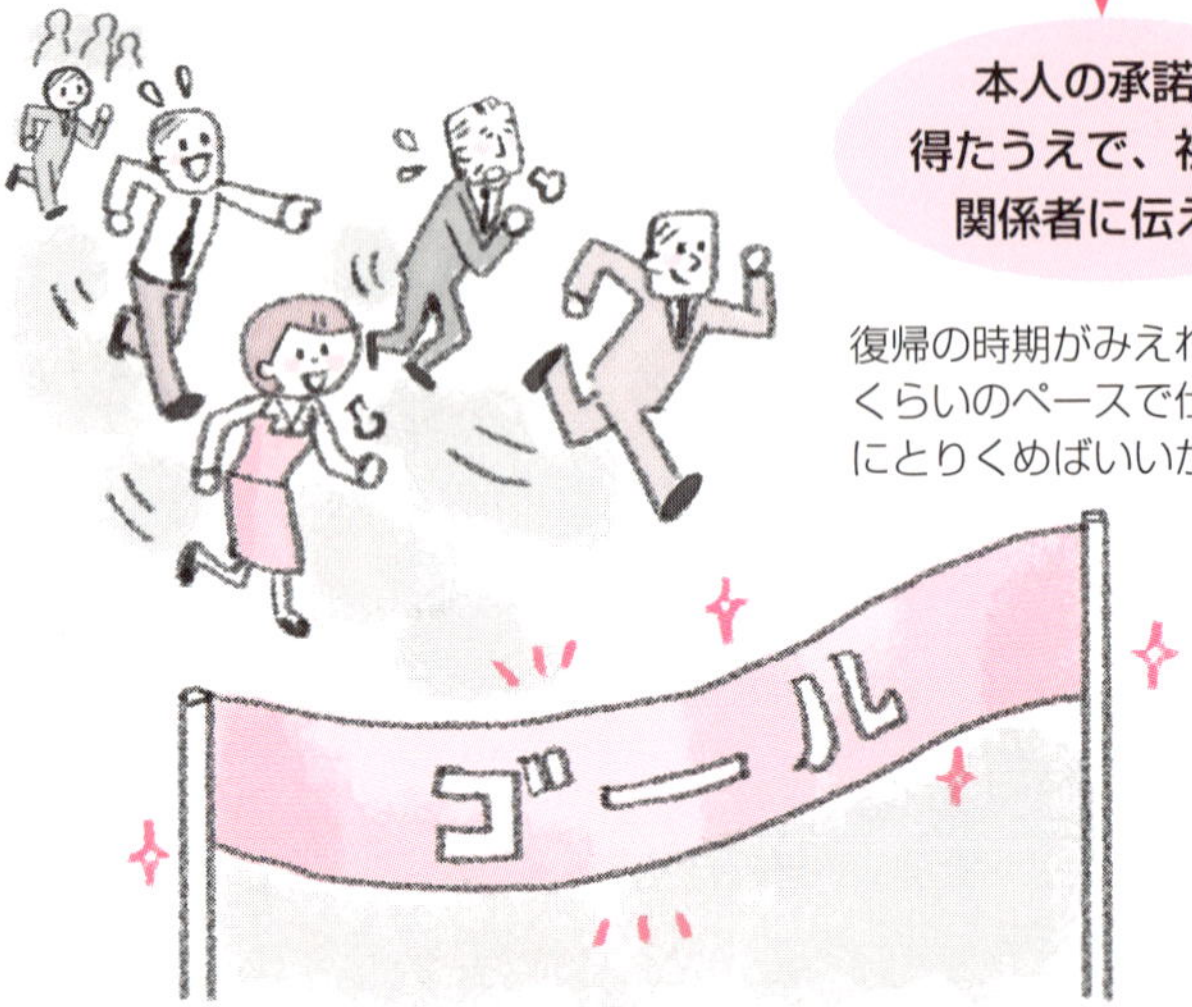

復帰の時期がみえれば、どのくらいのペースで仕事や治療にとりくめばいいかわかる

いけない こと

休業社員に不要なプレッシャーをかける

診断書の文言や主治医の治療方針を考慮せず、「復帰は難しい」などと勝手に判断するのはいけません。「職場は待っているから、必要な期間は治療に専念して」という意思表示をします。

× 診断書に休職期間が書かれているのに考慮しない。「1ヵ月で復帰して」などと考える

× 「戦力として期待していない」などと言って、復帰に対して否定的な見方をする

どうして期間を区切る?

見通しがないと共倒れする

休職期間を決めておかないと「いつまで待てばよいのか」「人を補充するべきか」などと悩むことになります。結果として調整不足になり、在職者に過度の負担がかかって、群発うつを招いてしまう可能性があります。

休職者が出る
うつ病にかかった社員が休職。会社は期間を決めず、なりゆきで対応することに

当面の見込みで対応
あふれた仕事はチームのメンバーで分担。一時的にアルバイトを雇ったりして対応

見込み違いで人手不足に
休職者が復帰できないまま、周囲が負担を受ける状況が続き、慢性的な人手不足に

職場が崩壊状態に
激務が続いて在職者も体調不良に。うつ病が群発してしまい、職場が崩壊していく

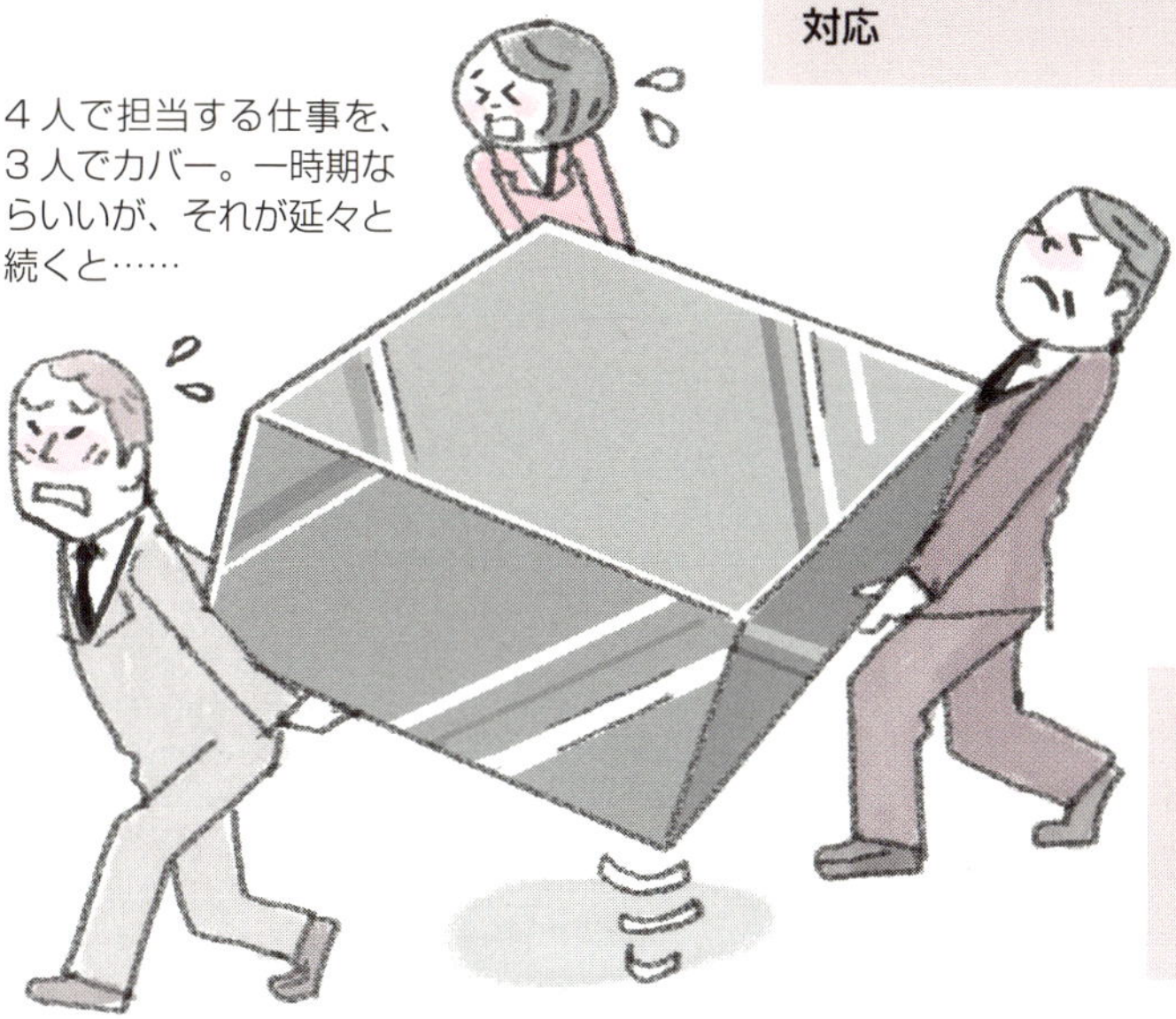

4人で担当する仕事を、3人でカバー。一時期ならいいが、それが延々と続くと……

そもそも休業期間とはなにか

休業には三種類あります。有給休暇は、労働者が自由に取得でき、利用目的を申告しなくてもいいもの。病気休暇は、欠勤理由の明示や診断書が必要となるものです。そして病気休職は、欠勤の許容期間をすぎても職務を遂行することが困難なときに発令されます。

休業期間をどう考えるか

診断書に「三ヵ月間の休業を要する」などと記載されている場合は、休職となるわけです。

そうすると、職場側は「○○さんは三ヵ月間なにもできず、安静が必要なのか」と考えてしまいがちですが、そうではありません。

うつ病の人は、自宅療養期がすぎれば、外食をしたり、電車に乗ったりできるようになっていきます。誤解が生じないよう、主治医に随時、回復度を確認し、本人と職場で見通しを共有しましょう。

言っていいこと

「職場は働く場所」を前提として話す

休職・復職をする社員には、さまざまに配慮をする必要がありますが、その前提となるのは「職場は働く場所」であるということ。働くことのサポートをしてください。

一定水準の回復を求めたい

厚生労働省労働基準局は「業務に復帰するのに問題がない程度に回復した労働者」の目安として、ひとりで通勤できること、会社規定の勤務時間で働けること、疲れが翌日までに回復することなどを挙げています。

会社は復職者の回復度を確認してから就労を再開してもらいます。職場とは、働く場所です。復職するのであれば、働けるようになっていて当然です。

ただし、復帰初日から元通りの水準を求めるのはさけましょう。休んでいた数ヵ月分のブランクがあるため、仕事に慣れるための準備期間が必要です。

言っていいこと　復帰できるようにプランを立て、説明する

休職者が元の仕事に戻ることを前提として、復帰のためのプランを立て、本人に説明しましょう。負担の少ない業務から、段階をふんで戻れるようにするのがポイントです。

「様子をみながら、少しずつ業務量を増やしていこう」と、３段階で復職するプランを提案

休職期間が終わったら働いてもらうが、本人の疲れやすさやあせり、うしろめたさなどに配慮する必要がある

復帰プラン

適応期

復帰から3ヵ月目まで。通勤するだけでも精一杯の時期。単純な作業や手伝いなどからはじめてもらい、まずは会社に通う習慣をとり戻してもらう。

回復期

4ヵ月目から6ヵ月目まで。通勤には慣れ、一定の業務はこなせるように。本人も周囲も期待が高まるが、まだ無理をしすぎないように、業務量を調整する。

なぜ働けることを前提に？

職場は働くための場所だから

職場に戻るのですから、「健康になって戻ること」ではなく「働けるようになって戻ること」を前提として、治療にとりくんでもらいましょう。また、そうなってもらえるように、配慮できることはしましょう。

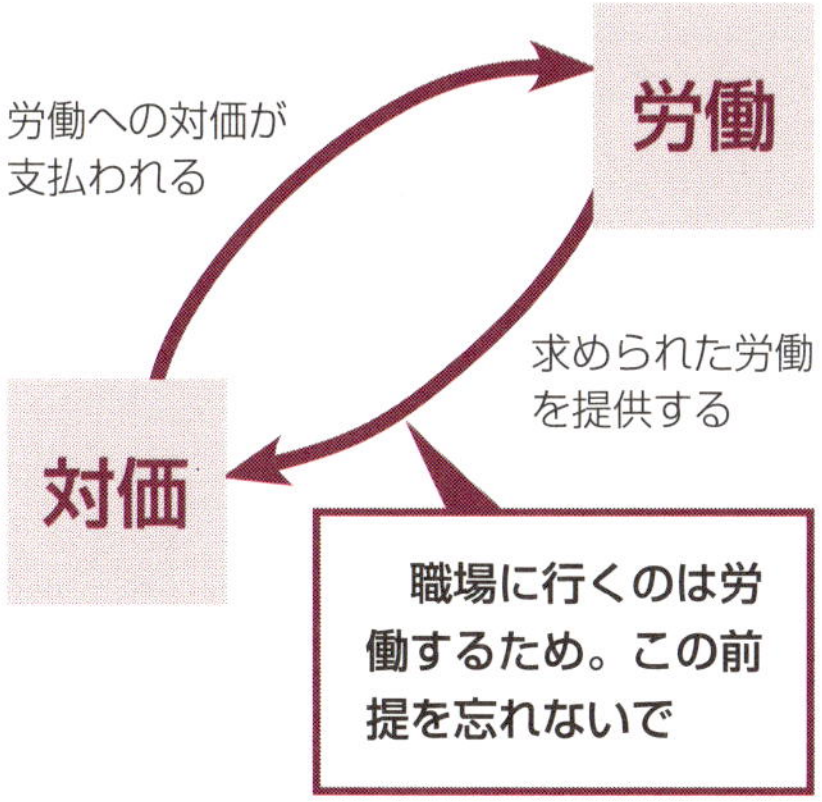
労働への対価が支払われる
労働
求められた労働を提供する
対価
職場に行くのは労働するため。この前提を忘れないで

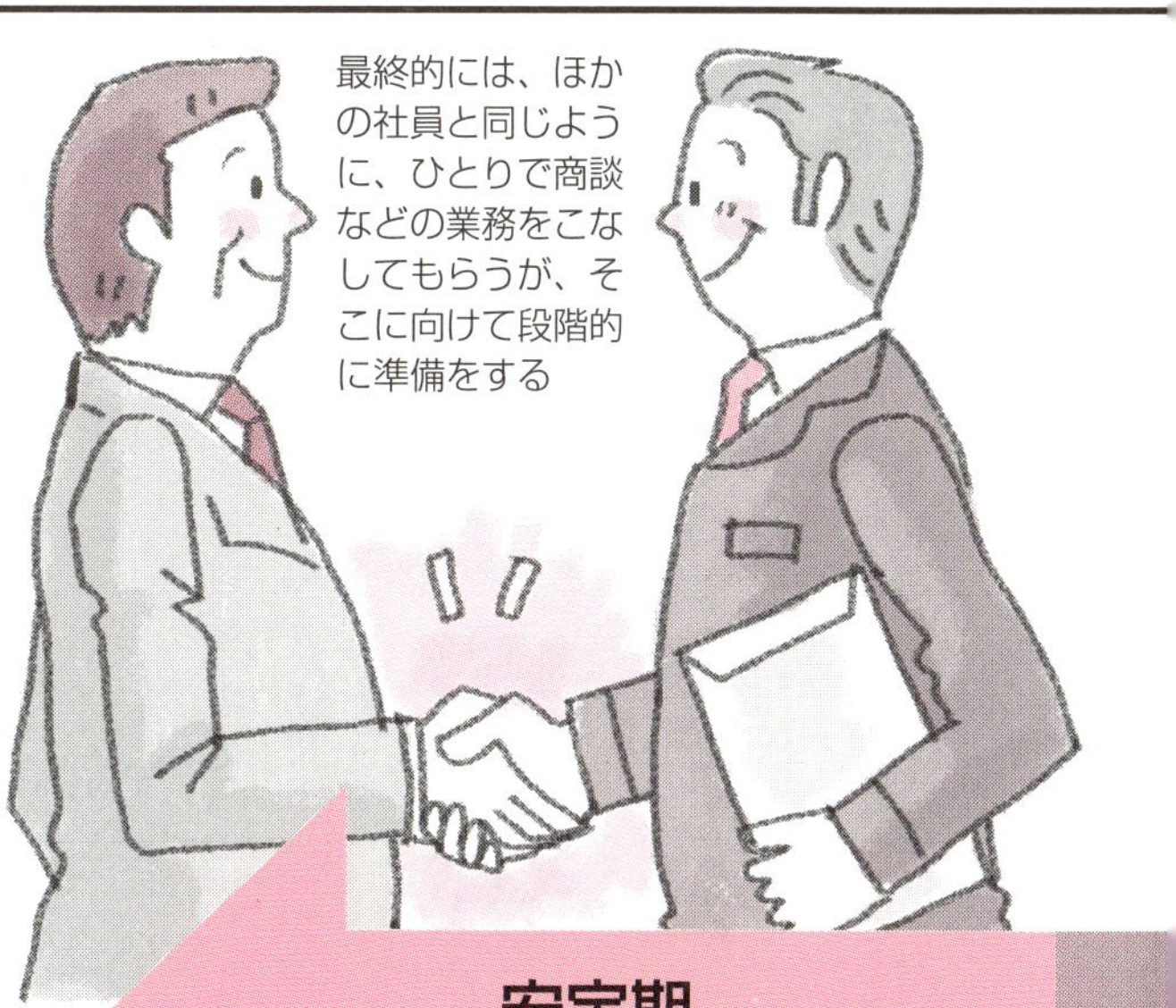
最終的には、ほかの社員と同じように、ひとりで商談などの業務をこなしてもらうが、そこに向けて段階的に準備をする

安定期

7ヵ月目以降。状態が安定して、業務が元の水準まで高まってくる。残業も可能に。ただし、以前とまったく同じ仕事を任せると再発する可能性があるため、業務の調整をしたほうがいい。

いけないこと　無理を承知で元の仕事に戻す

「給料は出すのだから、働いてもらわなければ」などと言って、状態を考慮せず元の仕事を割り当てると、病気が再発する可能性があります。

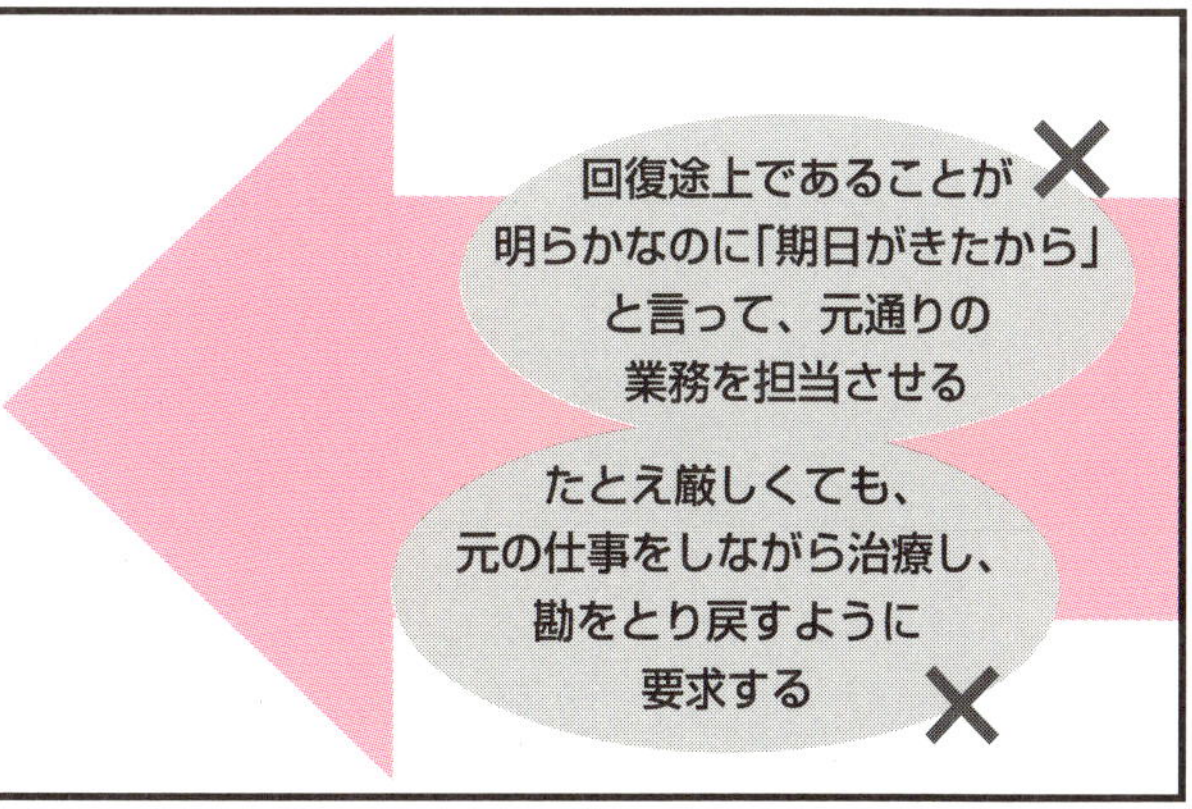
回復途上であることが明らかなのに「期日がきたから」と言って、元通りの業務を担当させる ×
たとえ厳しくても、元の仕事をしながら治療し、勘をとり戻すように要求する ×

図版は『日本労働研究雑誌』（独立行政法人労働政策研究・研修機構）August 2010 p74-85. 有馬秀晃「職場復帰をいかに支えるか――リワークプログラムを通じた復職支援の取り組み」を参考に作成

言っていいこと

「現代型うつ」には明確な診断書を求める

社員本人が「現代型うつ」を主張したり、同僚がその可能性を考えたりしていて、欠勤や休職につながりそうなときは、慎重な対応が求められます。

言っていいこと

支障があれば相談を提案する

そもそも、病気の専門知識をもたない本人や同僚が、現代型うつの有無をとやかく言うことはできません。会社としてはこの場合も、仕事に支障が出ていれば専門家への相談を提案するという考え（46ページ参照）で対応しましょう。

○ 病名や状態はともかく、本人が苦しんでいることには理解を寄せる。相談を提案する

○ 本人が「現代型うつ」を主張している場合には、受診と診断書の提出を求める

いけないこと

病気を否定して注意する

「現代型うつはうつ病ではない」「ただ会社に適応できないだけ」などとする報道があります。それをうのみにして、社員の言動に対して否定的な態度をとってしまう人がいます。誤った対応です。

× 「会社では暗い」「プライベートは元気」という特徴から現代型うつだと決めつける

× 会社で抑うつ的なのは本人の問題だと注意し、病気の可能性を否定する

× 「気のもちようで改善することだ」と言って、本人に努力を求める

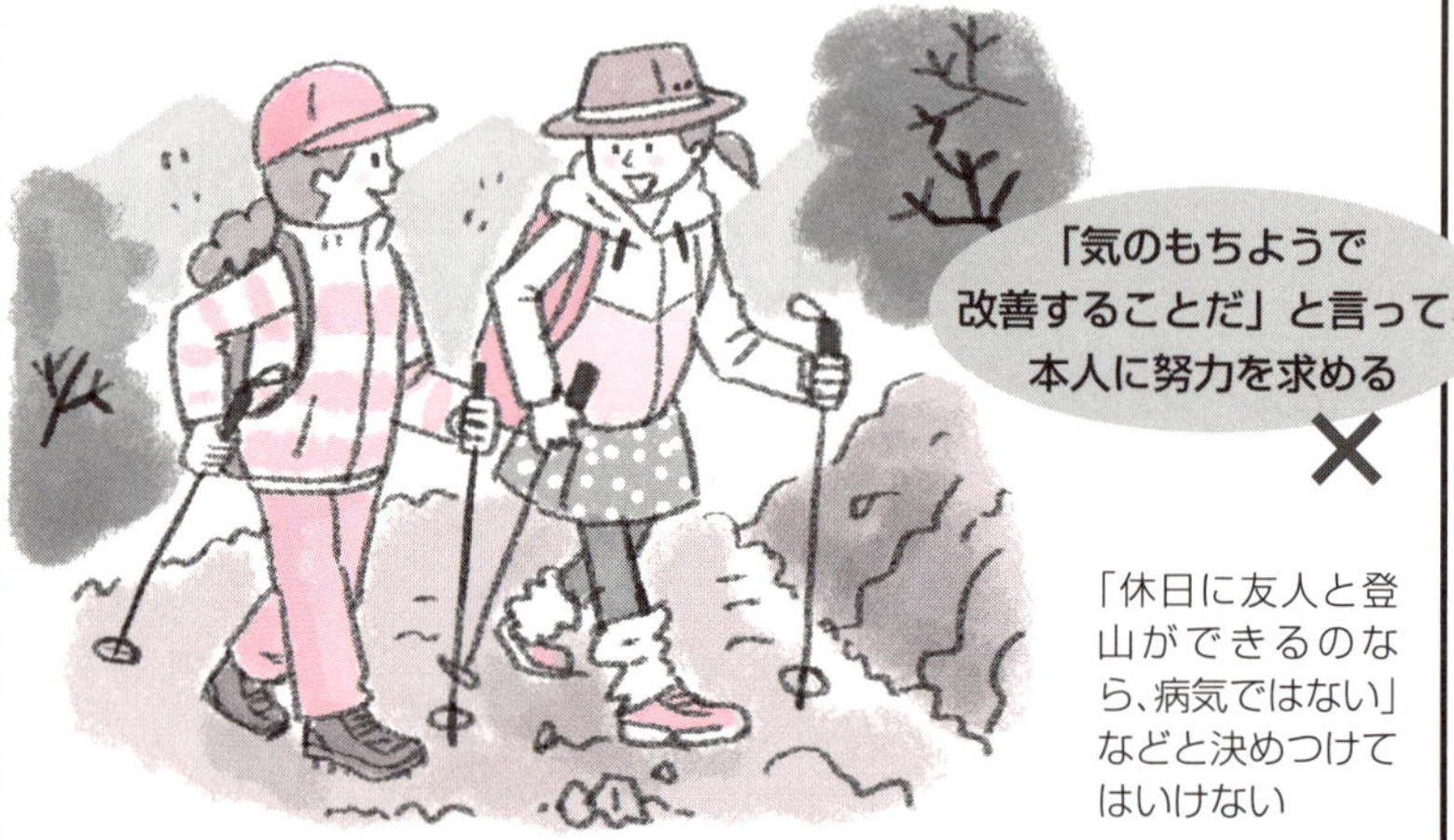

「休日に友人と登山ができるのなら、病気ではない」などと決めつけてはいけない

POINT
ほかの病気の可能性がある

新聞やテレビ、インターネットなどの情報にしたがえば「現代型うつ」にみえても、精神科医の診察を受けると、うつ病や躁うつ病、発達障害や適応障害だとわかることがあります。

どうして診断が重要?

現代型うつは曖昧なものだから

「現代型うつ」は、じつはマスコミ用語です。厳密な医学用語ではありません。抑うつ症状があるのに、従来のうつ病のイメージに当てはまらない患者さんのことを、マスコミが現代型うつだと呼んでいます。定義はなく、曖昧な概念です。

現代型うつ

うつ病の診断基準を満たすが、従来型のうつ病とは違う特徴をもつ。生活に支障が出ていて、本人は苦しんでいる。

- 職場など一定の環境下で抑うつ症状が強くなる
- 自分を責めるよりも他人を責める傾向がある
- 自ら受診や診断を望む。それを周囲に伝える

現代型うつのようにみえる人のなかには、症状をくわしくみていくと、従来のうつ病に当てはまる人もいる

うつ病

うつ病の診断基準を満たす状態。なにをするのも億劫で、生活に支障が出ている。やはり本人は苦しんでいる。

- 抑うつ症状、意欲の減退、体調不良がみられる
- 自分を責める。自傷行為をする人もいる
- 病気に対して否定的。努力不足などと考える

うつ病かどうか、確認したほうがいい

社員に現代型うつの可能性が考えられる場合には、素人判断で病気を否定するなどの対応をせず、医師の正確な診断を求めたほうがいいでしょう。

現代型うつのなかには、病気ではなく本人の考え方の問題だというケースも確かにあります。しかし、一見、現代型のようで、実際には従来のうつ病だという場合もあり、それを判断できるのは精神科医だけです。

うつ病であれば治療が必要ですから、専門家にしっかり調べてもらって対応しましょう。

本人が苦しんでいることは確か

調べた結果、たとえうつ病ではなかったとしても、抑うつ症状があれば、本人は苦しんでいます。職場の環境や人間関係に適応できず、つらい思いをしているのは確かなのです。

職場の本音

「治るまで、半年間も待っていられない」

……だけど、早く戻ってこいとは言えない。耐えるしかないのだろうか

Dさんの場合

30代男性。ベテランのSE（システムエンジニア）です。数人のチームを束ねるリーダーとして働いています。

① 自分も含めて社員5人でチームを組み、大きな仕事を進めているが、そのうちひとりがうつ病になってしまった。半年間休職するらしい。しかし仕事の予算や納期は変わらない。これじゃやっていられない！

会社からメンバーの休職のことを一方的に通告された。予算的に人を増やすのは難しいと言われた

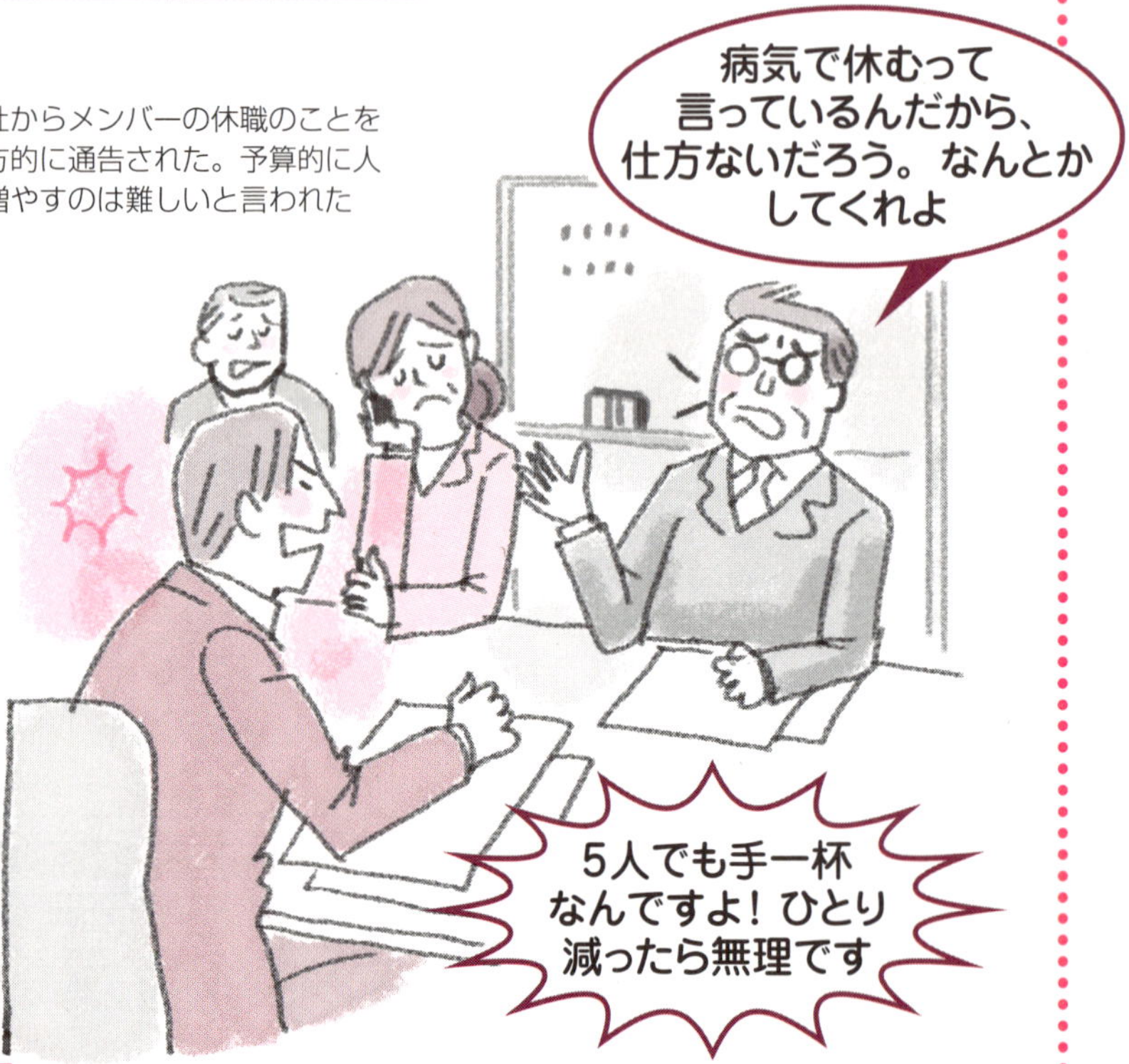
病気で休むって言っているんだから、仕方ないだろう。なんとかしてくれよ
5人でも手一杯なんですよ！ひとり減ったら無理です

患者さんはどうすればいい？

休職が会社や同僚に負担をかけることは事実でしょう。しかし、それを調整するのは会社の役割です。足を骨折した人が走れないのと同じで、うつ病の状態では、仕事に必要な思考ができないのです。必要以上に自分を責めるのはやめ、治療に集中してください。

すみませんが、治療に専念させていただきます。

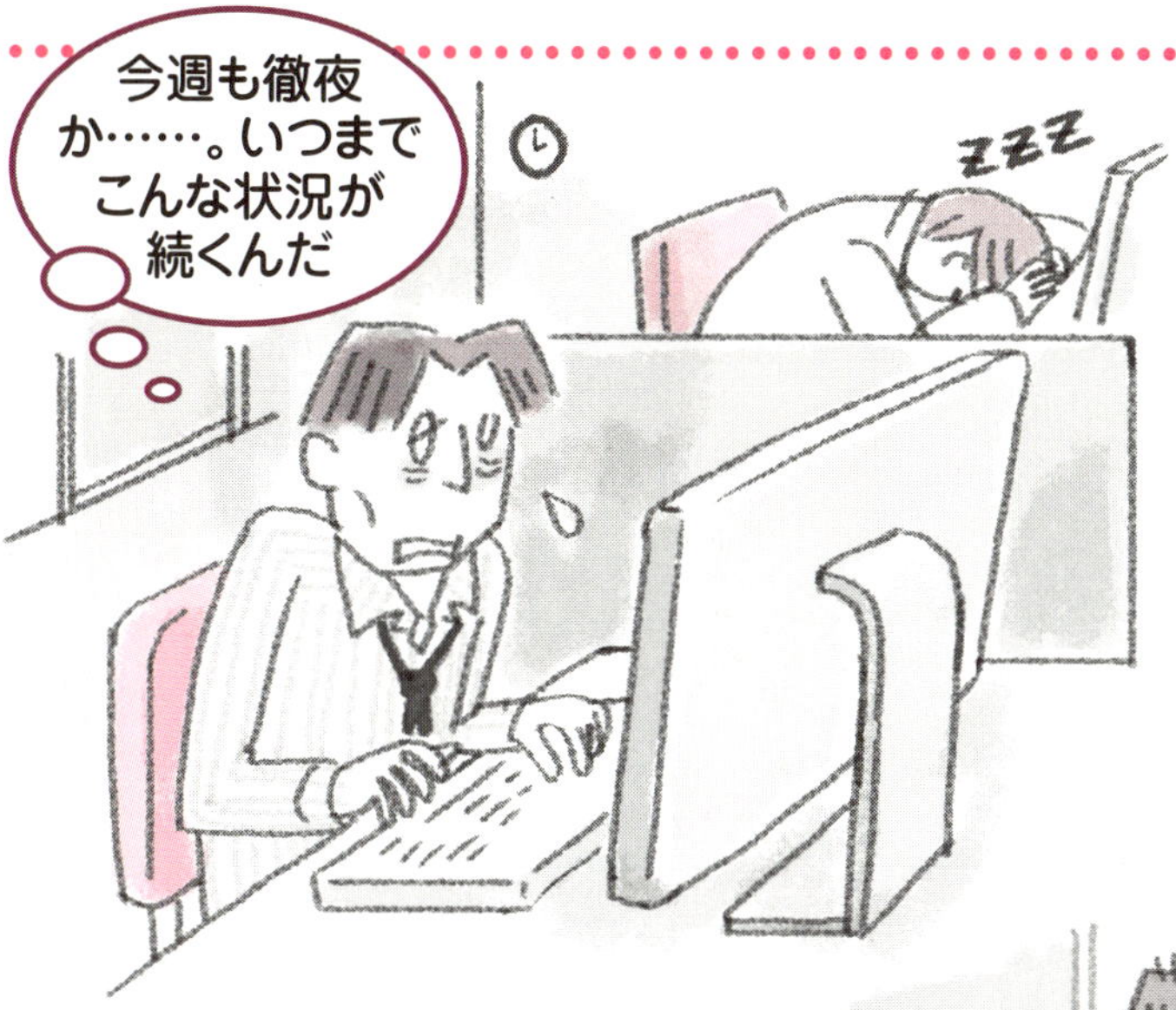
今週も徹夜
か……。いつまで
こんな状況が
続くんだ
zzz

② 残った4人がそれぞれの仕事量を増やしてカバーするしかない。残業が増え、どうしても仕事の質は落ちる。トラブルも起こりはじめた。こんな調子で半年間も耐え抜くことができるのだろうか。

毎週の短期的なノルマは、無理をすればクリアできる。しかしそれを長期的に続けていくのは厳しい

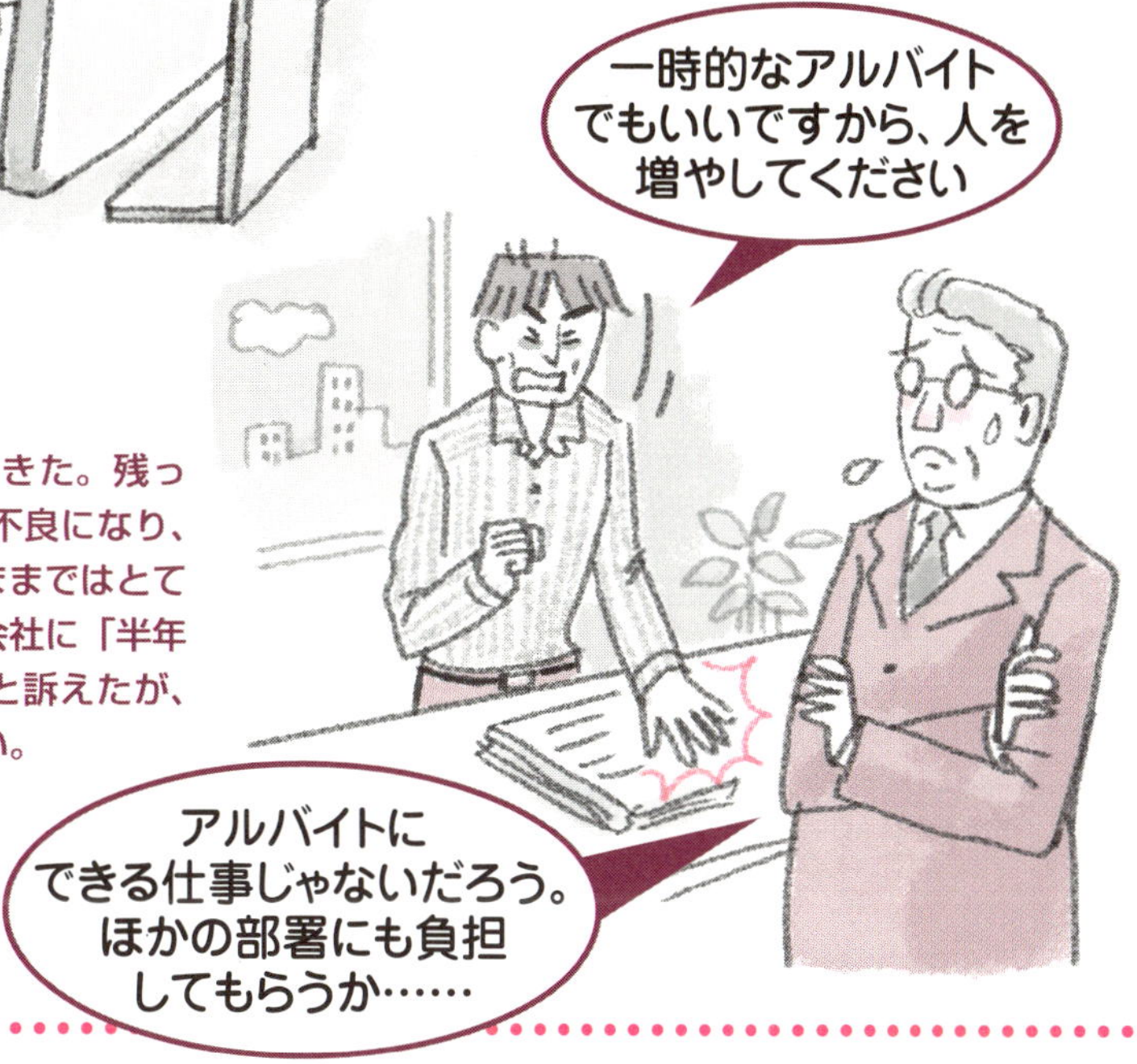
一時的なアルバイト
でもいいですから、人を
増やしてください
アルバイトに
できる仕事じゃないだろう。
ほかの部署にも負担
してもらうか……

③ 3ヵ月目に限界がきた。残ったメンバーも体調不良になり、遅刻や欠勤が急増。このままではとても納期に間に合わない。会社に「半年間も待っていられない」と訴えたが、状況がなかなか改善しない。

人事担当者も困っていて、場当たり的な解決策しか出てこない

職場はどうすればいい?

現場レベル、個人レベルでは解決できない問題です。会社として調整しましょう。会社が積極的にとりくんでいないのであれば、担当者が対策を具体的に立て、根拠を示して提案します。目安として、3ヵ月以上の休職には人員補充が必要だと考えられます。

半年間、
メンバーが減るので
あれば、納期3ヵ月延長
もしくは契約社員か
アルバイト1名が
必要です

その根拠として、
残ったメンバーで作業
を進める場合のタイム
スケジュールを
表にしました

いけないこと

苦情を本人ではなく、家族に伝えてしまう

うつ病による休業が長引いた場合などに、いきなり家族に状況をたずねるのはよくありません。まずは本人と話すことが原則です。

いけないこと

本人に言わずに対処する

休職期間中に連絡がとれなくなったり、休職が長引いたりしたときに、「本人に聞いてもわからない」などと判断し、家族に連絡をとるのは、できればさけたいものです。職場と本人との信頼関係がくずれる可能性があります。

× 休職中の社員に無断で家族に連絡をとる。書類を送ったり、回復度をたずねたりする

× 連絡がうまくいかない場合に、本人や主治医の確認をとらず、家族に苦情を伝える

× 本人と連絡がとりにくいことを誰にも伝えず、降格などの処分を決めてしまう

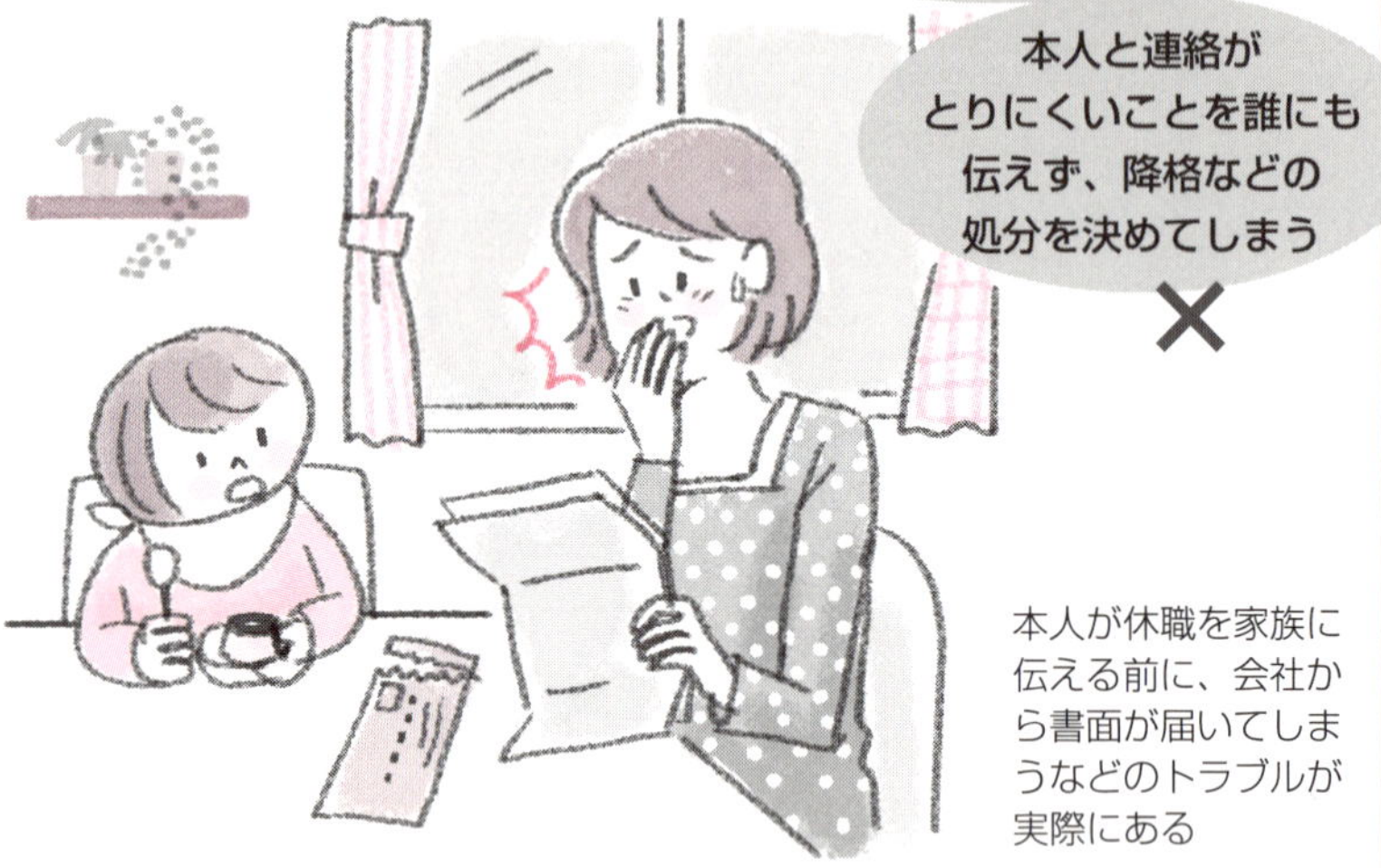

本人が休職を家族に伝える前に、会社から書面が届いてしまうなどのトラブルが実際にある

伝えるのはいいが条件がある

会社から家族に連絡をとることが、必ずしもいけないわけではありません。本人の症状が強くて連絡がとれないときには、家族に様子を聞くことになるでしょう。

ただし、その場合でも必ず本人に通知してから、家族とやりとりをしてください。本人にメールや書面で「〇日までに返事がなければ、確認のためご家族に連絡します」などと伝え、本人からの返事を待つ期間をとりましょう。

会社と本人との関係を維持することも大切ですが、本人と家族との関係性に打撃を与えるようなことがあってはいけません。その点で配慮が必要です。

どうして本人に言う？ トラブル拡大を防ぐため

うつ病の社員が、家族とどのような関係をつくっているか、会社にはわかりません。社員の情報をむやみに家族へ伝えると、家族間のトラブルを呼ぶ可能性があります。

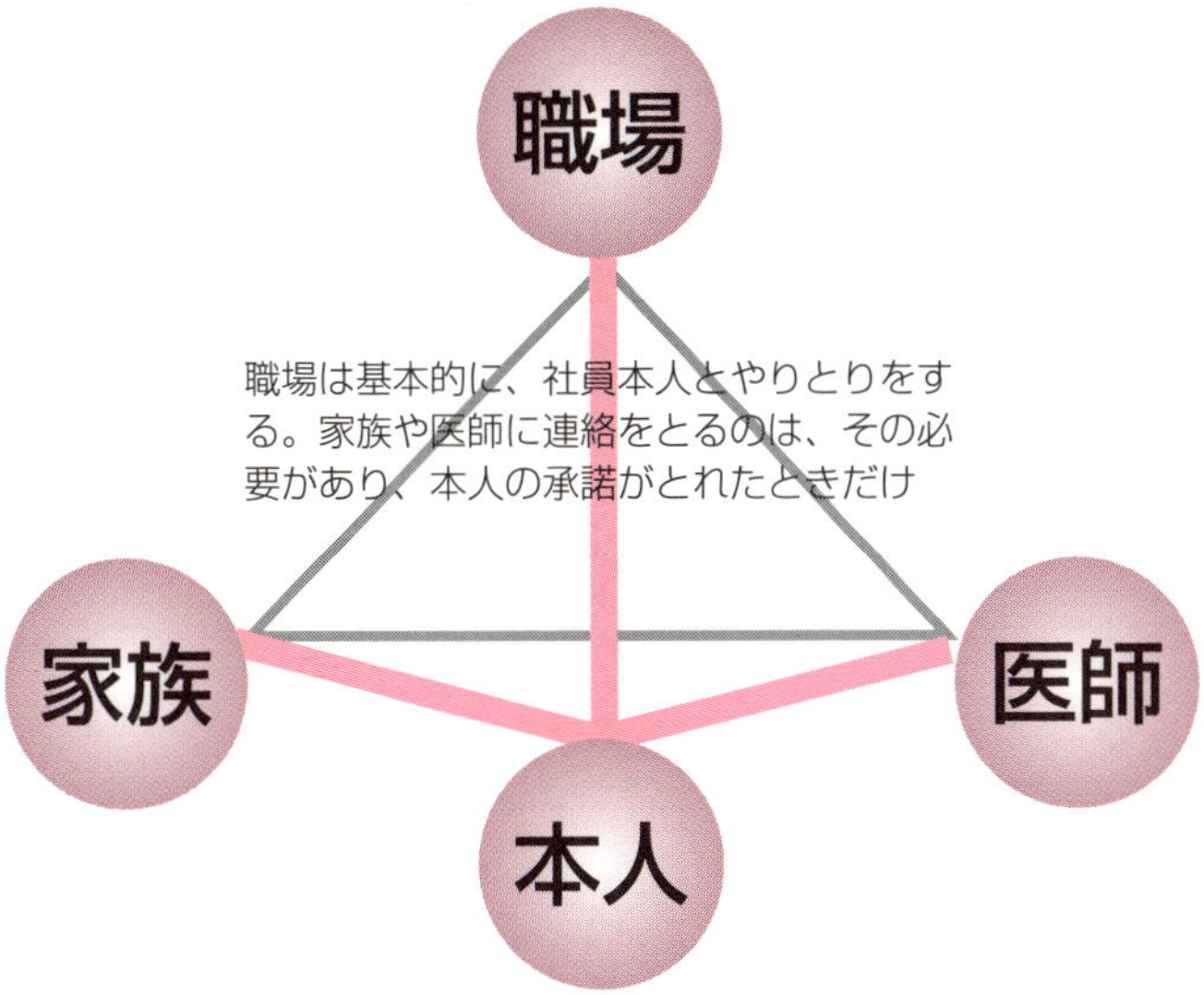
職場
職場は基本的に、社員本人とやりとりをする。家族や医師に連絡をとるのは、その必要があり、本人の承諾がとれたときだけ
家族
医師
本人

言っていいこと 本人にも家族にも言う

なにごとも、基本的には本人に連絡しましょう。その際、重要なことについては、「これはご家族にも伝えてください」と話し、本人と家族で情報を共有してもらいます。

休職・復職の打ち合わせは本人とおこなう。家族には本人から伝えてもらう

会社から家族に話したいことがある場合は、本人にその旨を伝え承諾を得る

心の健康問題を家族へ連絡していいか？

家族とのやりとりは、基本的には本人の承諾を得たうえでおこないますが、緊急時には承諾なしで家族に連絡することもあります。

会社には社員の安全配慮義務があります。在職中でも休職中でも、社員の不調が明らかで、その対応に急を要する場合には、家族に連絡をとってもかまいません。

個人情報保護法からいえば、代理関係など特別な事情のないかぎり、家族も第三者です。原則として、本人の同意なしに家族へ連絡すべきではないでしょう。

ただし、過去の判例では「本人が自殺をほのめかすような言動を確認した際は、安全配慮上、家族へ知らせるべき」だという考えも示されています。

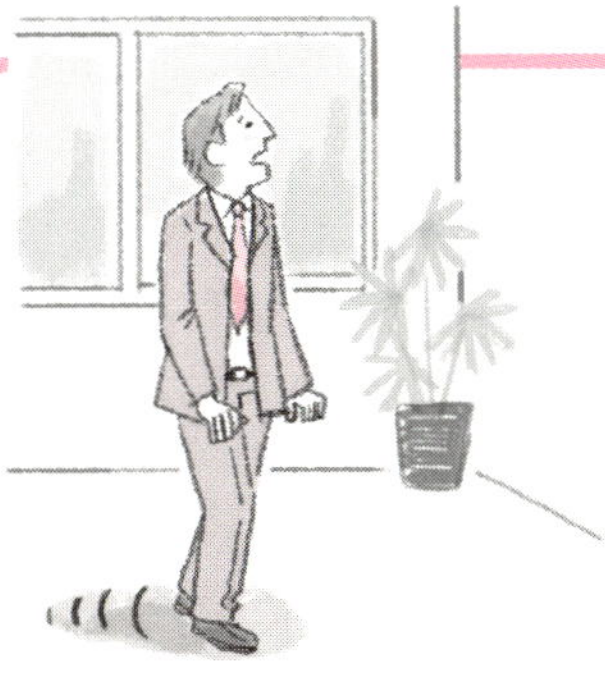

自殺をほのめかし、うつろな様子が確認できたら検討する

COLUMN

企業の人事・法務担当者が知っておきたい制度

復職	休職	在職中

うつ病による休職・復職に対応するシステムが未整備の企業は、外部の支援機関を活用しましょう。公的機関や医療機関が復職時の支援（リワーク）などをおこなっています。

リワーク

医療機関や都道府県の精神保健福祉センターが実施している、休職から復帰する人のためのリハビリプログラム。センターやうつ病リワーク研究会に問い合わせると詳細が聞ける

試し出勤など

復職前後におこなう職場でのプロセス。「試し出勤」は復職前に模擬出勤や通勤の訓練をおこなうこと。「慣らし勤務」は復職後の軽減勤務。負担の軽い状況から、じょじょに元に戻していく。期間などを規定し、就業規則に盛りこんでおくといい

精神疾患による休職・復職に適用される各種制度についての問い合わせには精神保健福祉センター（86ページ参照）でも対応している

EAP

従業員支援プログラムの略。民間企業などが提供している、健康管理のためのシステム。これを利用して、管理を外部に委託するという選択肢もある

各種相談

企業向けの相談窓口がある。EAP提供企業や産業保健推進センターなどが相談を受け付けている

障害者の法定雇用率

一定規模以上の事業主は、障害者を一定割合以上、雇用する義務がある。民間企業の場合、割合は2.2%。障害者の定義に精神障害者も含まれる。うつ病による休職者が出たときに精神障害者として雇用しなおし、契約内容を変えることも選択肢のひとつ

3

【患者さんができること】
病気を打ち明け、協力を頼む

うつ病にかかってしまった患者さん本人は、なによりもまず休養をとり、病気を治しましょう。家族や勤め先には病気を打ち明け、必要であれば休職し、安心して治療にとりくんでください。病気をうまく説明するのは本人には難しいため、主治医や産業医に通訳のような役割を負ってもらうのがポイントです。

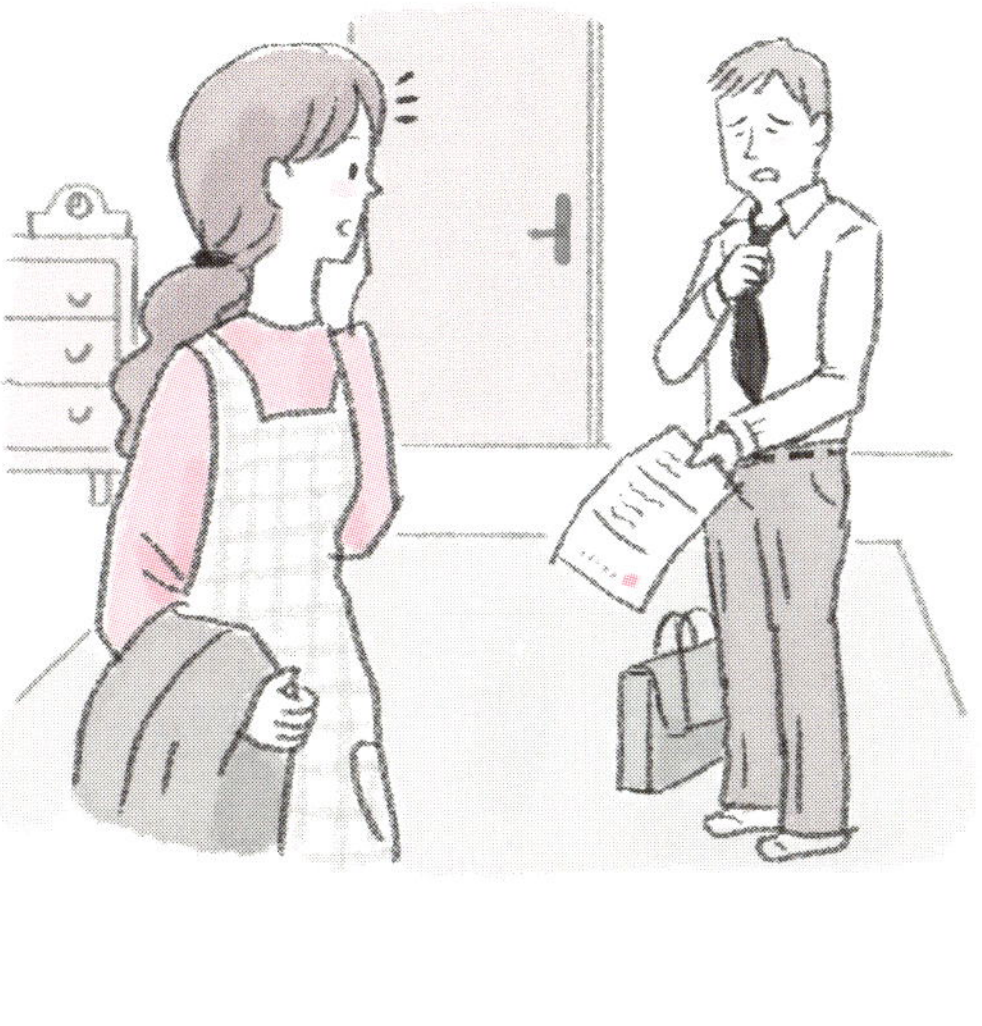

原則⑤ カミングアウト

連絡は自分でとり、説明は医師に任せる

患者さん本人は病気にひとりで向き合おうとしないで、家族や同僚に支えてもらいましょう。そのために、病気のことを周囲に伝えます。

自分ですべて説明するのは難しい

家族や友人など、理解ある人は患者さん本人の打ち明け話を真摯《しんし》に聞いてくれます。誤解されることは少ないでしょう。

しかし、職場に対して本人が説明すると、邪推や誤解を招くことがあります。たとえば「うつ病の診断が出て、しばらく休みたい」と言ったときに「いま担当している顧客から逃げたいのか」と陰口をたたかれた人がいます。

本人の口から出る言葉は、たとえ適切な申告でも、言い訳に聞こえてしまうことがあるのです。

職場などに対しては、本人が連絡をとり、説明は医師の言葉や書面でおこなうようにしましょう。

対応のポイント

伝える相手と内容は主治医に相談

理解者ができ、治療生活の支えとなってくれれば心強いのですが、誰もが病気のことを理解してくれるわけではありません。主治医に相談しながら、うつ病を誰にどこまで伝えるか、考えましょう。最終的な決断は、患者さん自身がおこないます。

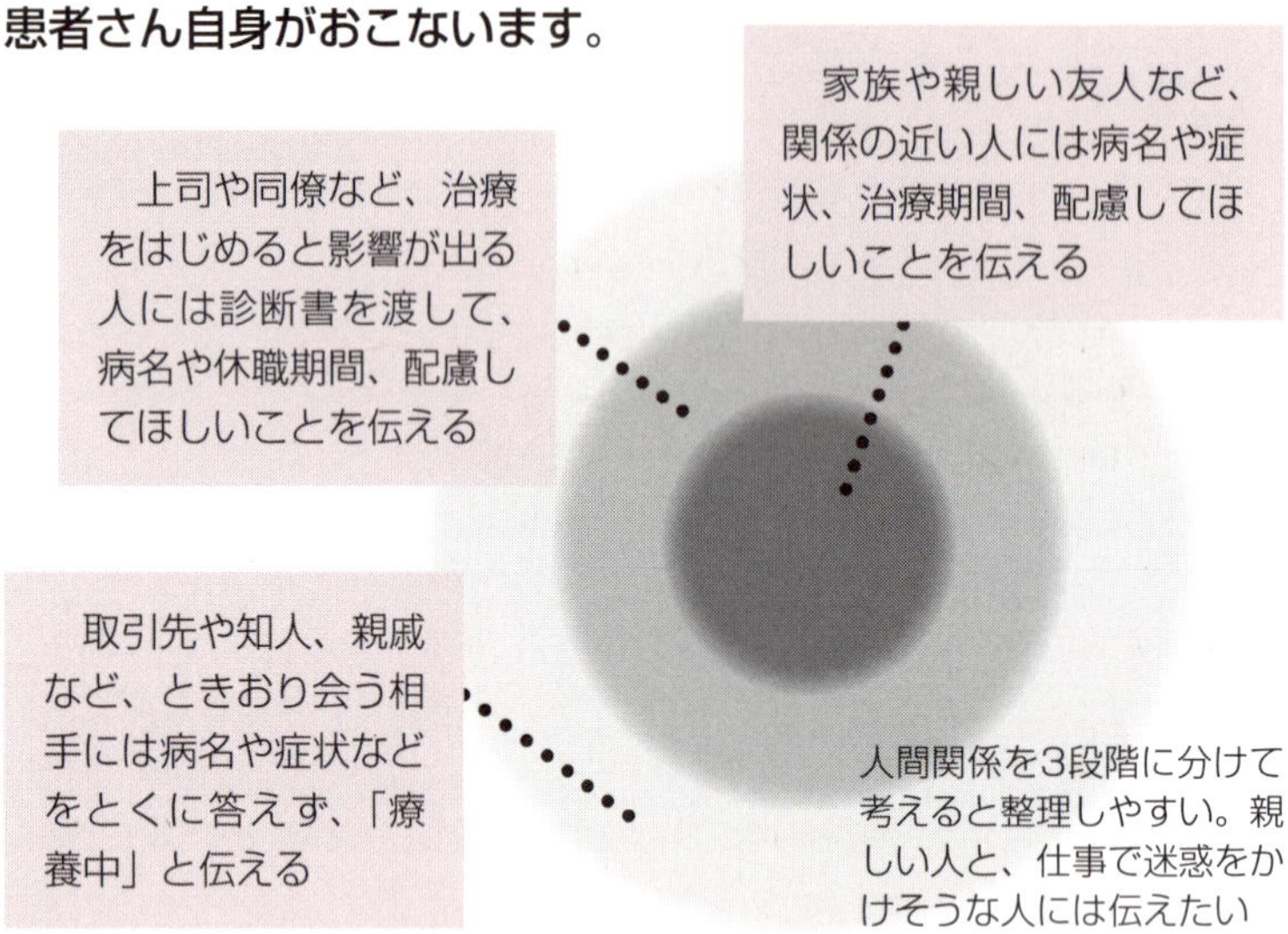

家族や親しい友人など、関係の近い人には病名や症状、治療期間、配慮してほしいことを伝える
上司や同僚など、治療をはじめると影響が出る人には診断書を渡して、病名や休職期間、配慮してほしいことを伝える
取引先や知人、親戚など、ときおり会う相手には病名や症状などをとくに答えず、「療養中」と伝える

人間関係を3段階に分けて考えると整理しやすい。親しい人と、仕事で迷惑をかけそうな人には伝えたい

職場などには医師から説明してもらう

勤務先や所属団体などに病気のことを伝えるときには、主治医や産業医から、専門家としての説明をおこなってもらいましょう。直接話してもらっても、書面をつくってもらってもかまいません。

本人

1. 連絡
報告をしたいということは、本人から伝える。上司や産業保健スタッフに連絡をとる

上司

産業保健スタッフ

主治医

2. 説明
病名や症状、配慮の必要な点は、主治医から上司や産業保健スタッフに説明してもらう

産業医

3. 説明
同僚には、産業医か産業保健スタッフが、必要な情報だけを伝える

同僚

> **POINT 主治医と産業医の違い**
> 主治医は患者さん本人を中心に考えますが、産業医は職場全体のバランスを考えています。ですから産業医から説明してもらうと、同僚が納得しやすい話になります。

> **POINT 産業医による「通訳」**
> 産業医には、病名や症状、治療期間、患者さん本人の希望などのなかから、業務に関わることだけを説明してもらいます。患者さんと同僚の間をつなぐ通訳のような役割を任せるわけです。

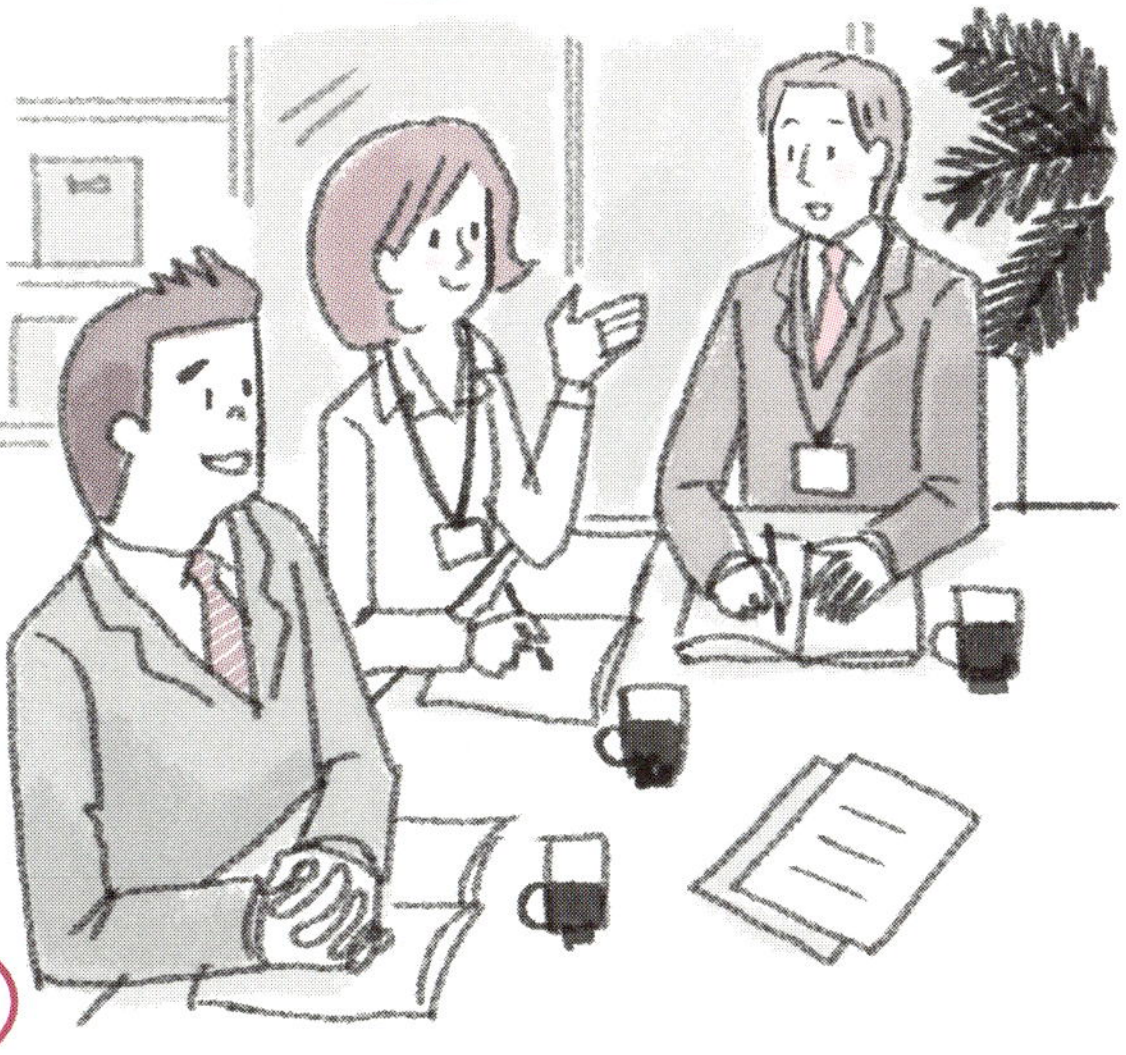

「通訳」から適度な説明をしてもらうことで、同僚と気持ちよくコミュニケーションがとれる

本人が言っていいこと

家族や職場にうつ病のことを打ち明ける

うつ病は、誰がかかってもおかしくない病気です。病気を否定したり、恥ずかしいと思ったりしないことが大切です。

言っていいこと

家族には自分でぜんぶ伝える

配偶者や両親など頼れる相手には、病名や通院先などを基本的にすべて伝えましょう。受診前から相談し、病院に同行してもらってもいいくらいです。

つらい気持ちを吐露できる相手がいるということが、安心感になる

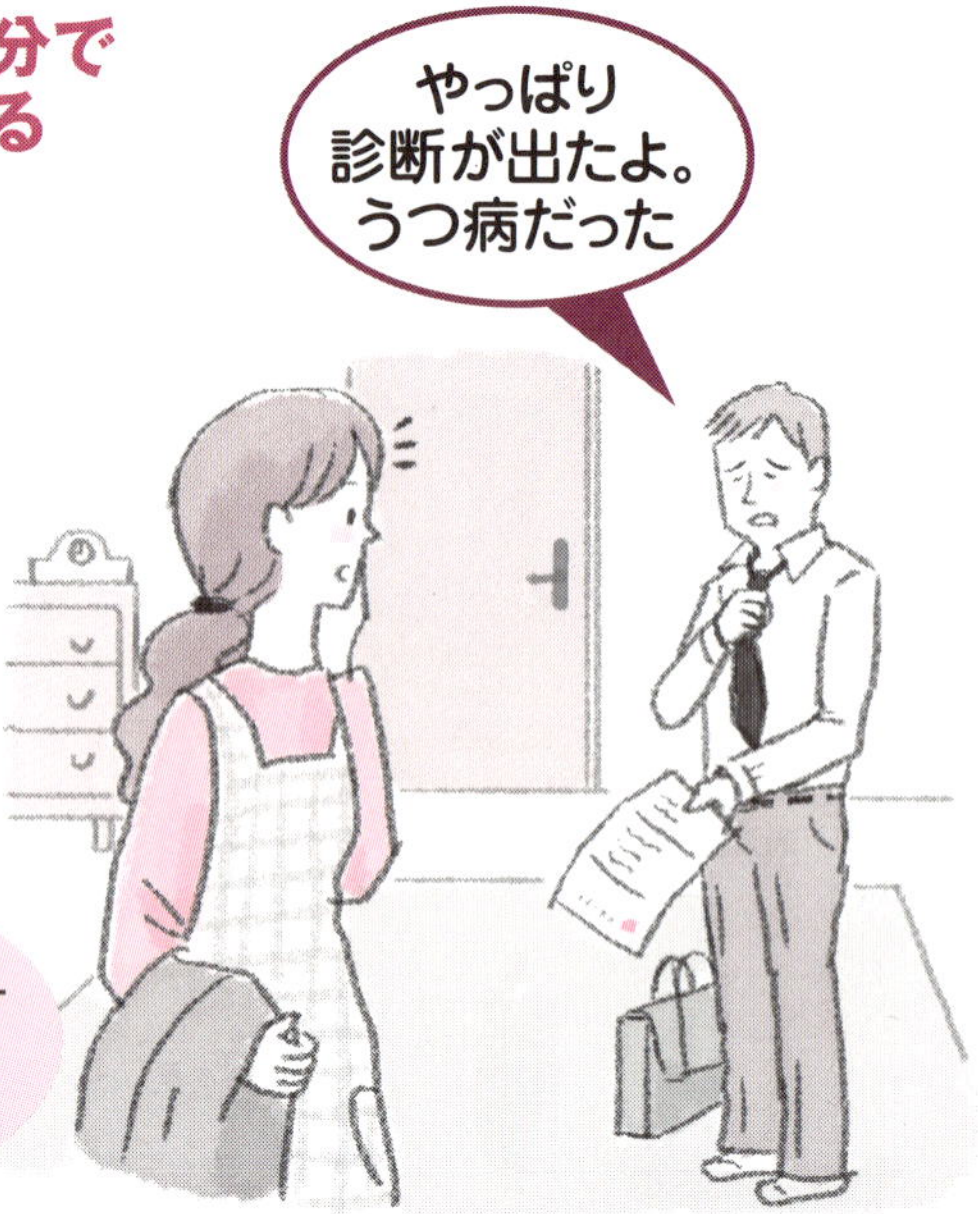
やっぱり診断が出たよ。うつ病だった

○ カミングアウトをする。すべて明かすことで、より適切な配慮が得られる

言っていいこと

上司には書面で一部を伝える

直属の上司や勤務先の産業保健スタッフにも、病気のことを知らせたほうがいいでしょう。うつ病の場合、一定期間の休養が必要となるため、病気を申告したほうが安心して休めます。

体調不良で休職してから診断が出た場合には、事前に電話をしたうえで、書面を郵送する場合もある

○ カミングアウトというよりは、手続きや打ち合わせに近い。診断書をもとに、休職や復職の相談をする

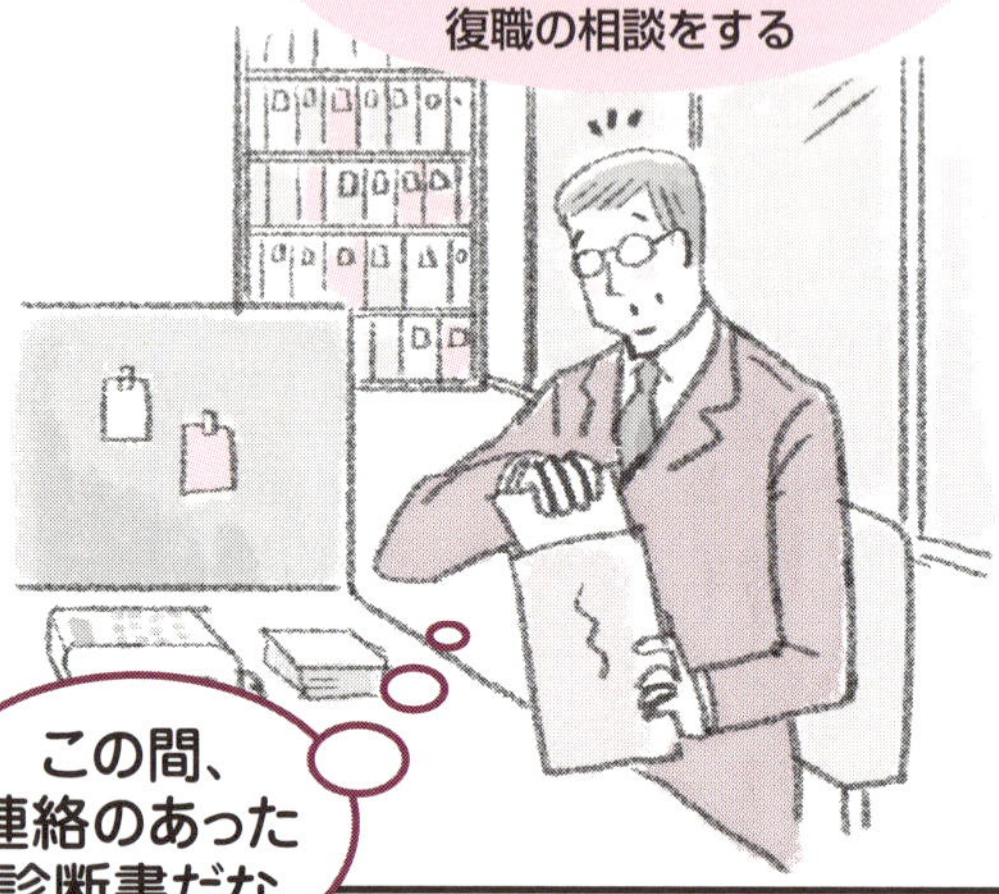
この間、連絡のあった診断書だな

どうして打ち明ける?

治療には安心感が必要

うつ病の治療には、安心してゆったり休む時間が欠かせません。また、理解と配慮を得てリハビリをする時間も必要です。病気を隠していては、そういった時間をもてず、つねに不安を抱えた状態でいることになり、回復の妨げになります。

いけないこと

一時的な病気なので隠しとおす

うつ病を打ち明けたら職場での評価や家族からの信頼を失ってしまうと考え、病気を隠す人もいます。治癒すればなかったことにできるという、誤った考えになっています。

✕ 隠しとおすためにウソをつき続け、その罪悪感やあせりがさらなるストレスにつながる

✕ うつ病になった自分に対して否定的なので、自己評価が上がらない。回復が遅くなる

打ち明けて安心して治療する

うつ病の人には、自己評価の低下や悲観的な考え方といった症状が現れることがあります。ネガティブな思考に支配され、家族や同僚を頼っても、サポートは得られないと考えてしまうのです。また、うつ病を恥だと感じて、隠そうとしたりもします。

こういった否定的、閉塞的な考え方が、病気の長期化を招いています。そこを変えることができれば、治療が進みやすくなります。

本人の力だけで考えを変えるのは難しいでしょうから、まわりにどのように理解や協力を求めればいいか、主治医に相談してみましょう。

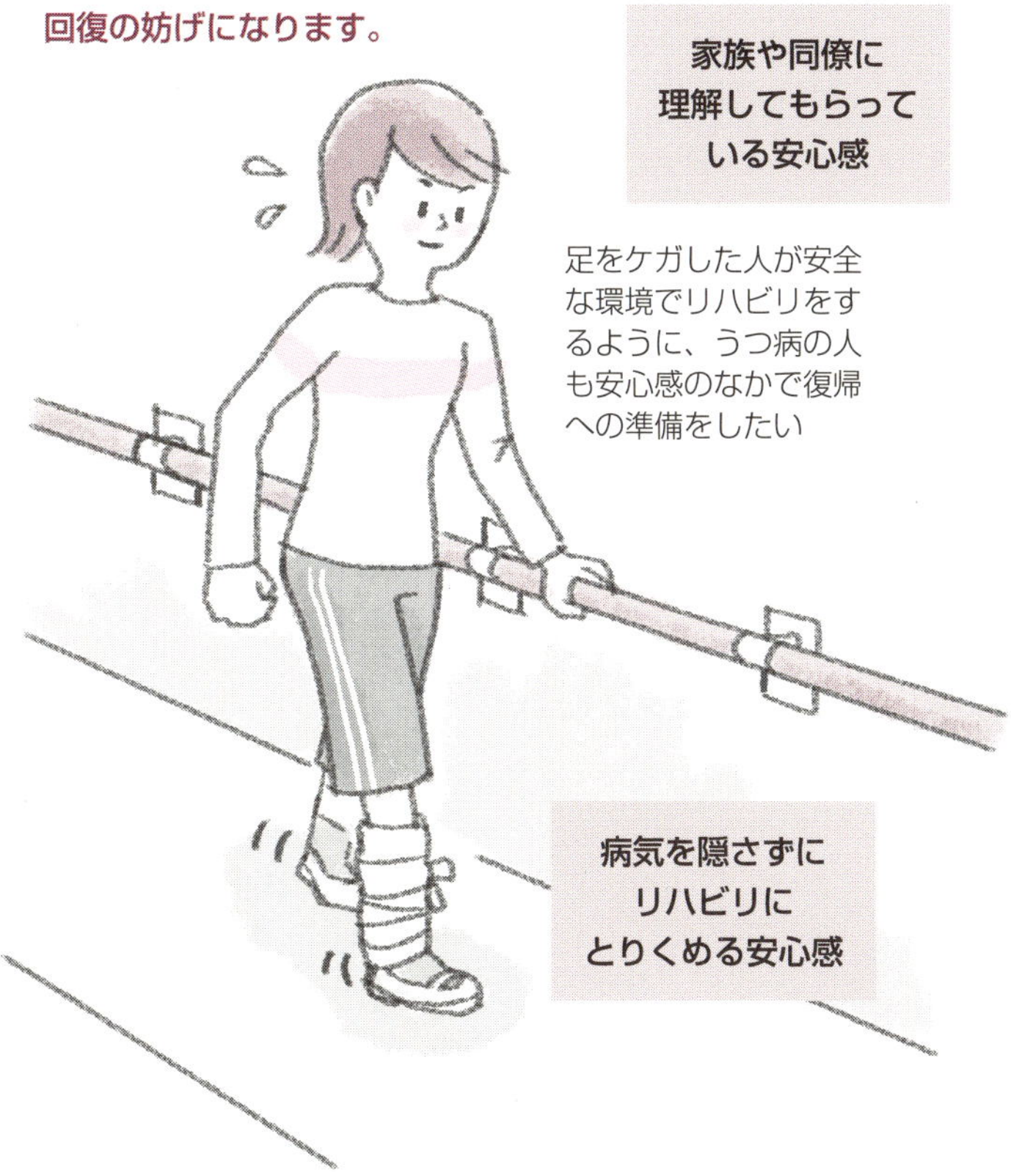
家族や同僚に理解してもらっている安心感
病気を隠さずにリハビリにとりくめる安心感

足をケガした人が安全な環境でリハビリをするように、うつ病の人も安心感のなかで復帰への準備をしたい

迷惑がかかるとしても、休業を願い出る

仕事への責任感から、長期間の休業をとりたがらない人がいますが、それではうつ病はなかなか治りません。

言っていいこと 数ヵ月単位の休業を申請する

うつ病の診断が出て、主治医が休養をすすめているのであれば、思い切って診断どおりの長期休業を申請しましょう。リラックスできる時間をつくることで、心のエネルギーが回復します。

仕事や予定のない日をつくる。リラックスできることだけをする

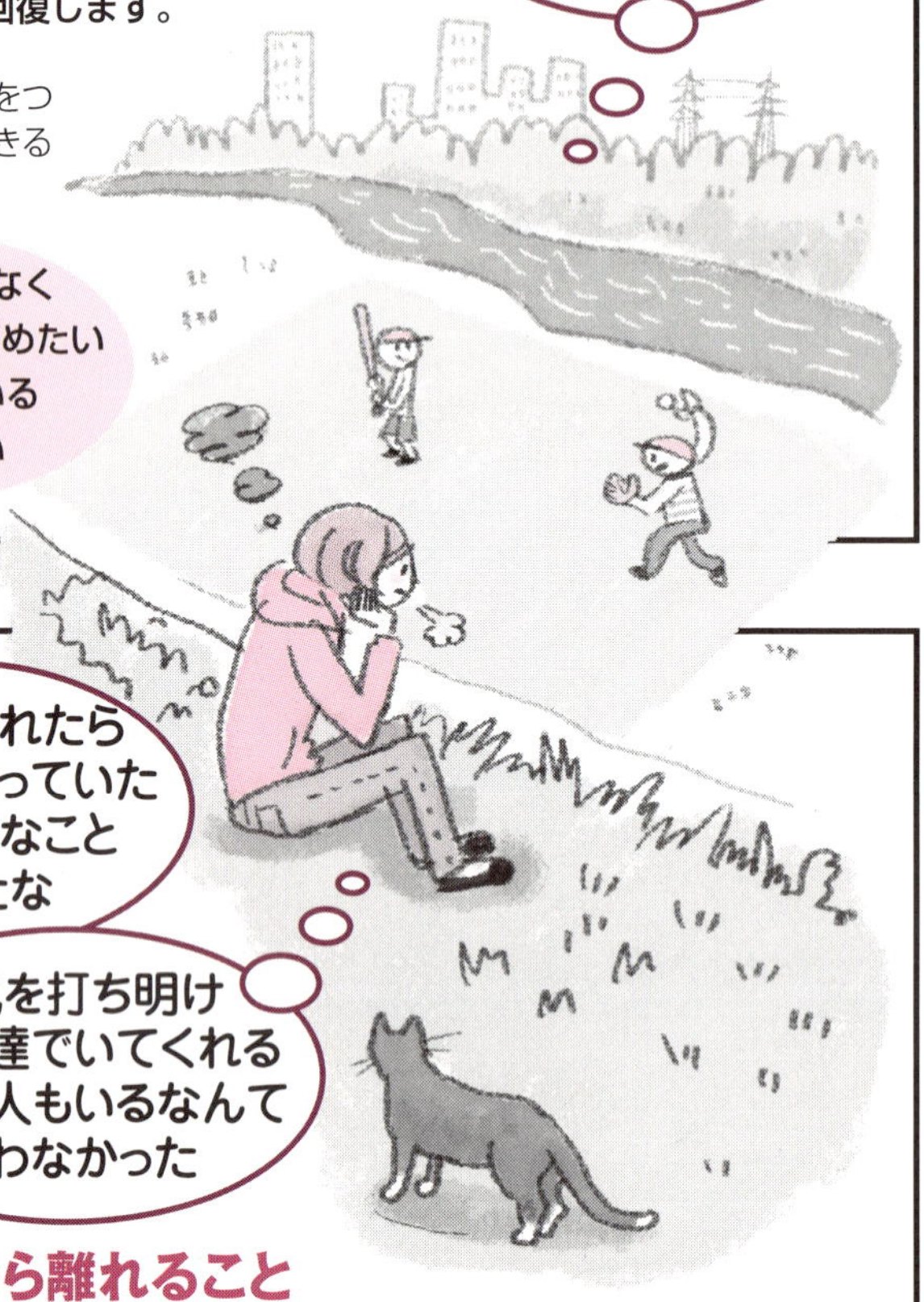
明日の予定を気にしなくていいなんて、いつ以来だろう
上司に嫌われたら終わりだと思っていたけど、そんなことなかったな
病気を打ち明けても友達でいてくれる人が何人もいるなんて思わなかった

とくに目的もなく散歩をして、ながめたいものをみているだけでいい

言っていいこと 仕事から離れることをよしとする

休業中にも、仕事関係の人と連絡をとり、作業をサポートするくらいはできるでしょうが、それもさけてください。仕事から離れることで、仕事や人間関係が変わってみえてきます。

状態が回復してくるまで連絡はとれないと、医師から会社に伝えてもらう

どうして休業が必要？

心のガソリン不足

うつ病になり、意欲や思考力が低下している状態では、仕事はなかなか進みません。働かなければとあせるいっぽうで、作業は進まない。休みをとらなければ、悪化していきます。

一定期間、休養をとることで、意欲など心のエネルギーがじょじょに戻ってくる

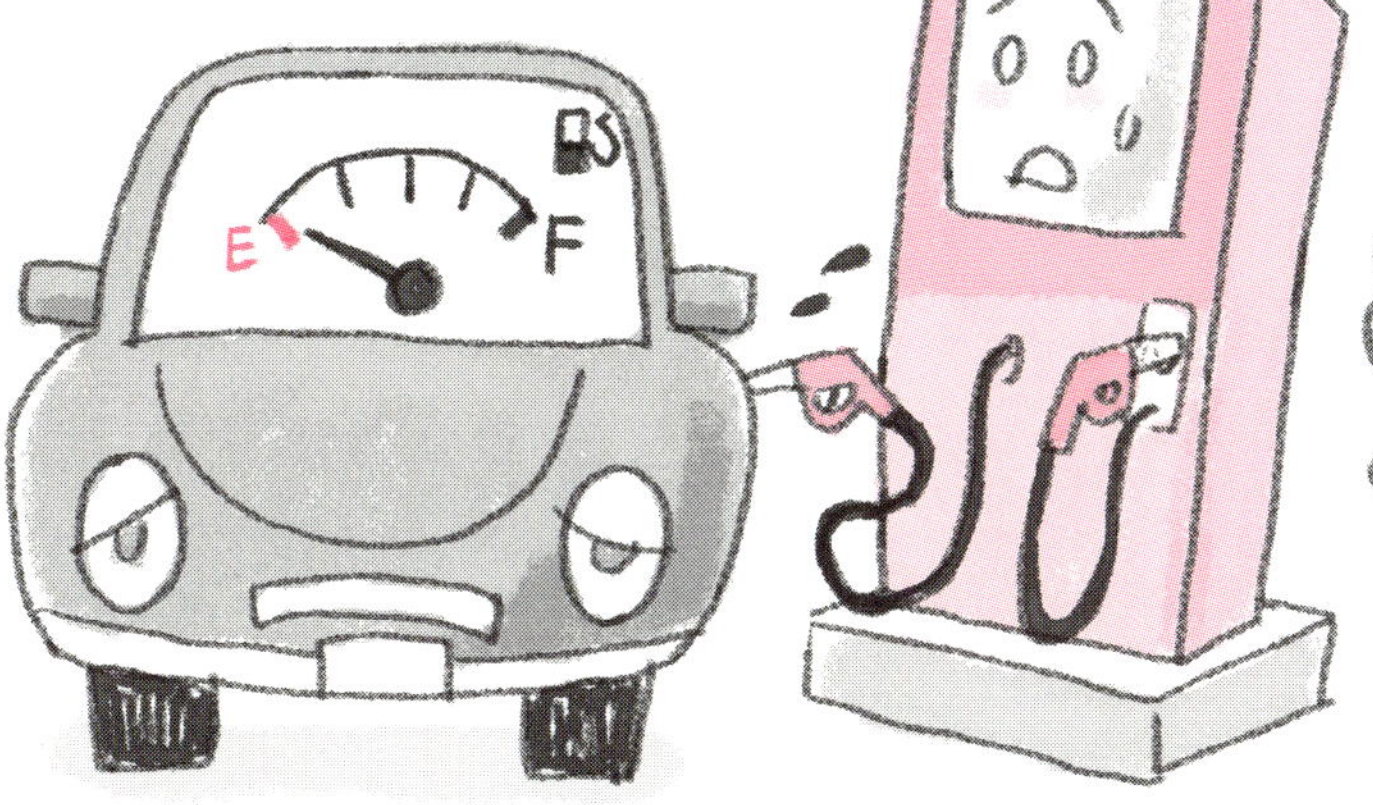

うつ病の人が働き続けるのは、車がガソリンなしで走ろうとするようなもの

いけないこと 現状を維持しながら治したい

医師からすすめられても長期間の休業をとらず、短期休暇の範囲ですぐに復帰しようとする人がいます。しかしそれではリラックスする時間がとれず、考え方も変わりません。

× 有給休暇を使って１週間前後の休みをとる。会社に病気のことは伝えない

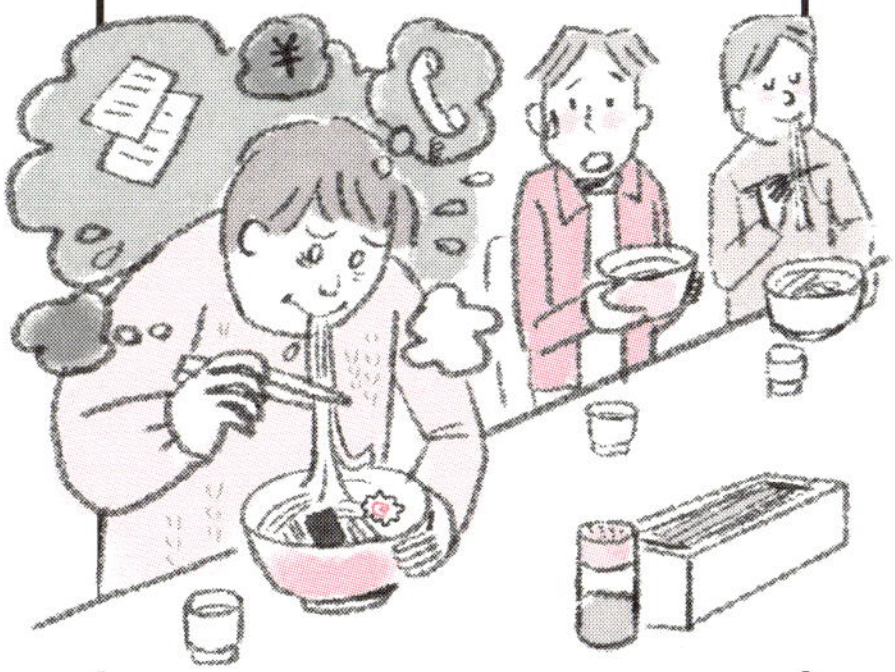

休みをとったのに、食事中も仕事が気になって、リラックスできない

× 休暇中も自宅などで、できる範囲で仕事をする。いつでも連絡がとれる状態でいる

「急がば回れ」と考えたほうがよい

うつ病の人にはまじめな性格の人が多く、「病気になったからといって仕事に穴をあけられない」などと言い、休業を拒むケースがよくみられます。しかし実際には、うつ病になった時点で、それまでと同じ働き方はできていません。思考力も判断力も落ちています。

そのまま無理に働き続けるよりも、「急がば回れ」と考え、休養をとって、精神面の回復をはかったほうがいいのです。

患者さんの本音

「職を失うのがこわい、休まずがんばりたい」

……だけど、このまま無理を続けたら、いつか本当に倒れそうだ

Eさんの場合

30代男性会社員。気分のふさぐ日が多く、うつ病を疑っています。まだ軽症のため、仕事を続けていますが、疲れがたまってきました。

① 恋人と食事をともにすることはできるが、なにを食べてもおいしくない。会話も、つい仕事の愚痴になってしまい、相手に嫌な顔をされている。

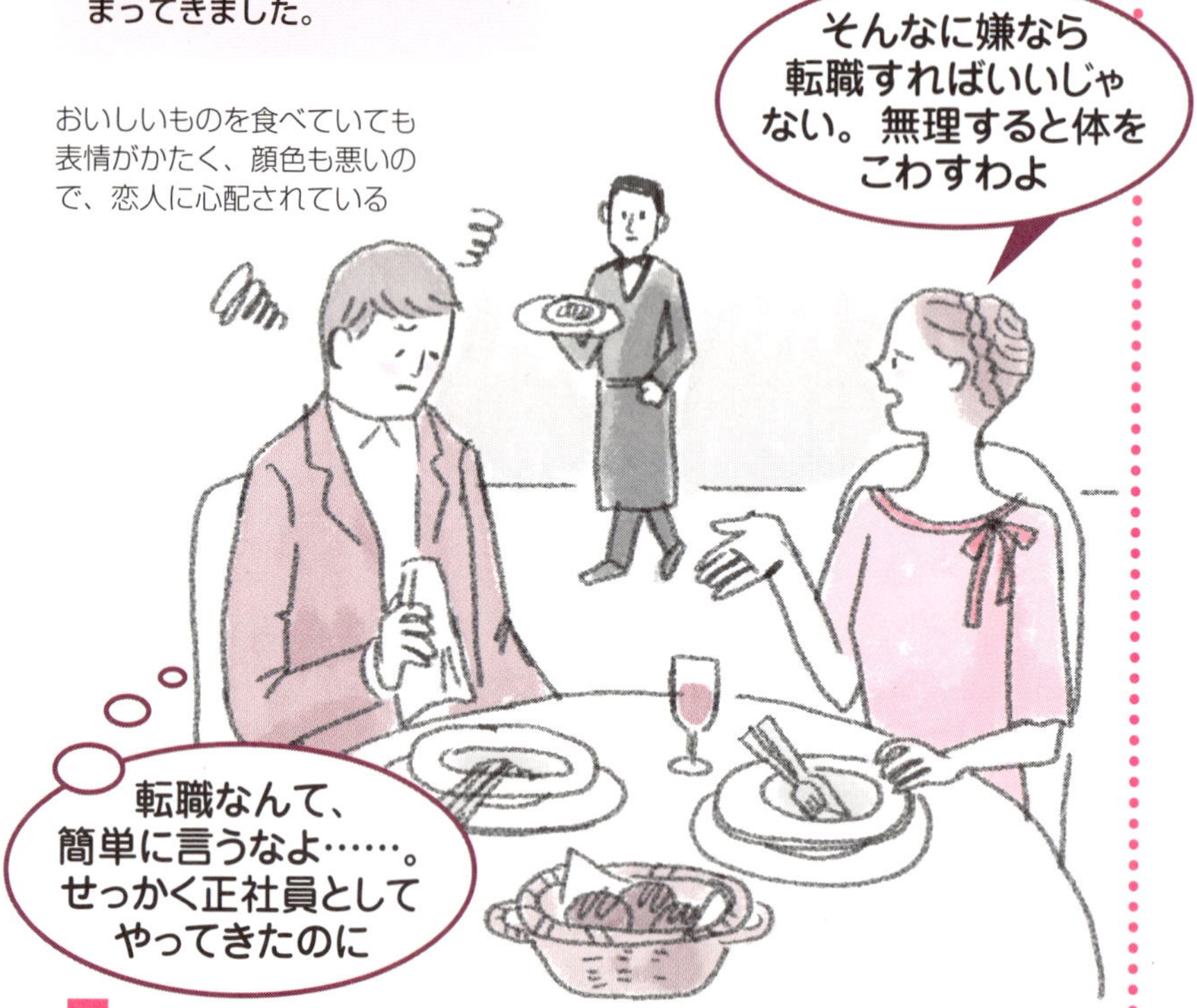
そんなに嫌なら転職すればいいじゃない。無理すると体をこわすわよ
転職なんて、簡単に言うなよ……。せっかく正社員としてやってきたのに

おいしいものを食べていても表情がかたく、顔色も悪いので、恋人に心配されている

患者さんはどうすればいい?

うつ病の診断が出ているのに働き続けるということは、自分の力の100%以上を出そうとして、無理をするということ。長続きするわけがありません。むしろ、これを機に70%の自分でもやっていける生き方を探しましょう。

いままでがんばりすぎたみたいだ。命あっての物種というし、思い切って休むよ

② 近所の精神科に行ってみたら、うつ病の診断が出た。医師は数ヵ月間の休養が望ましいと言うが、そんなに休んだら職場で立場が悪くなる。２日間休んで体調を整えることに。

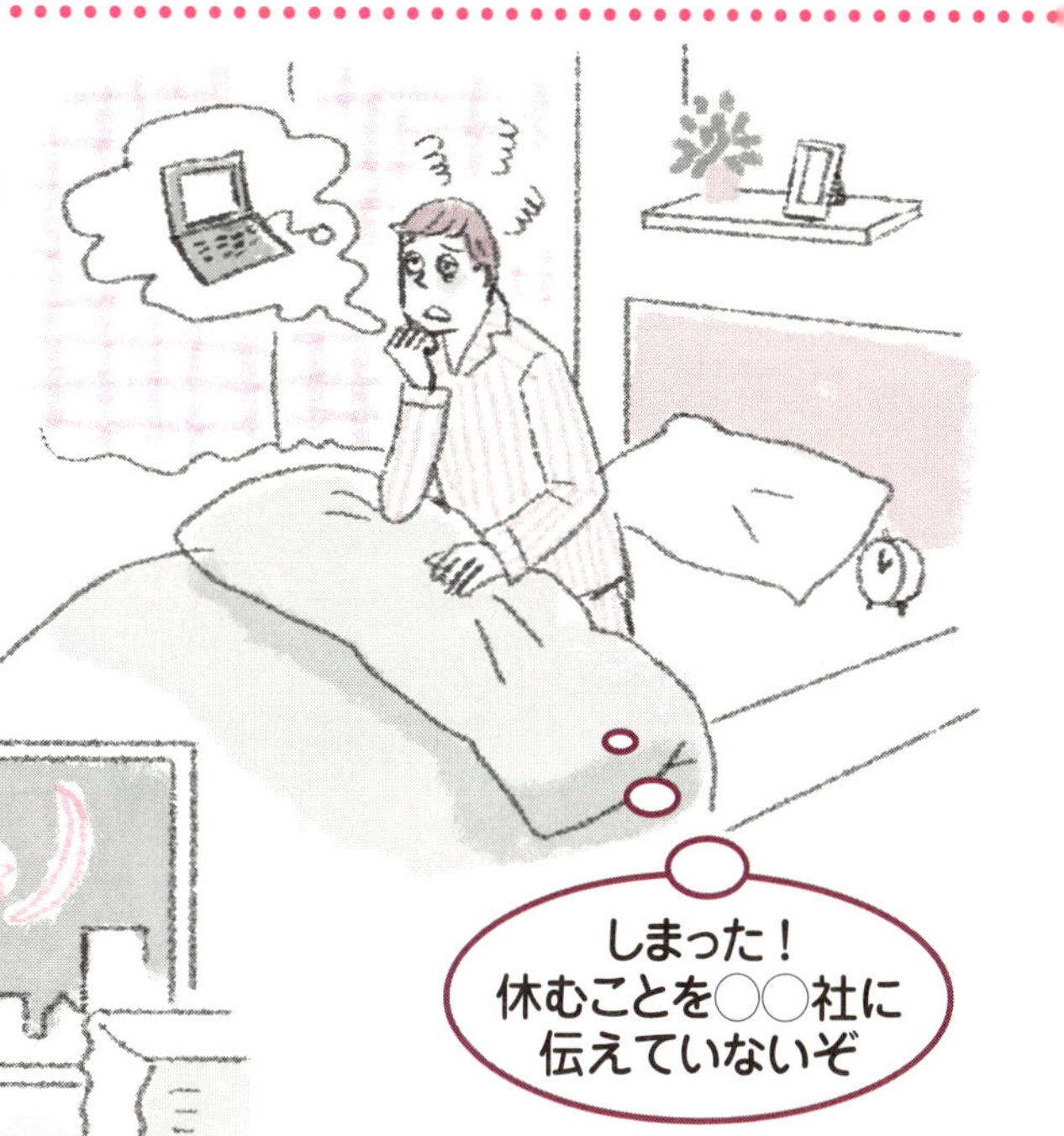
しまった！
休むことを○○社に
伝えていないぞ

休みをとったが、仕事が気になって夜中に目を覚ましてしまった

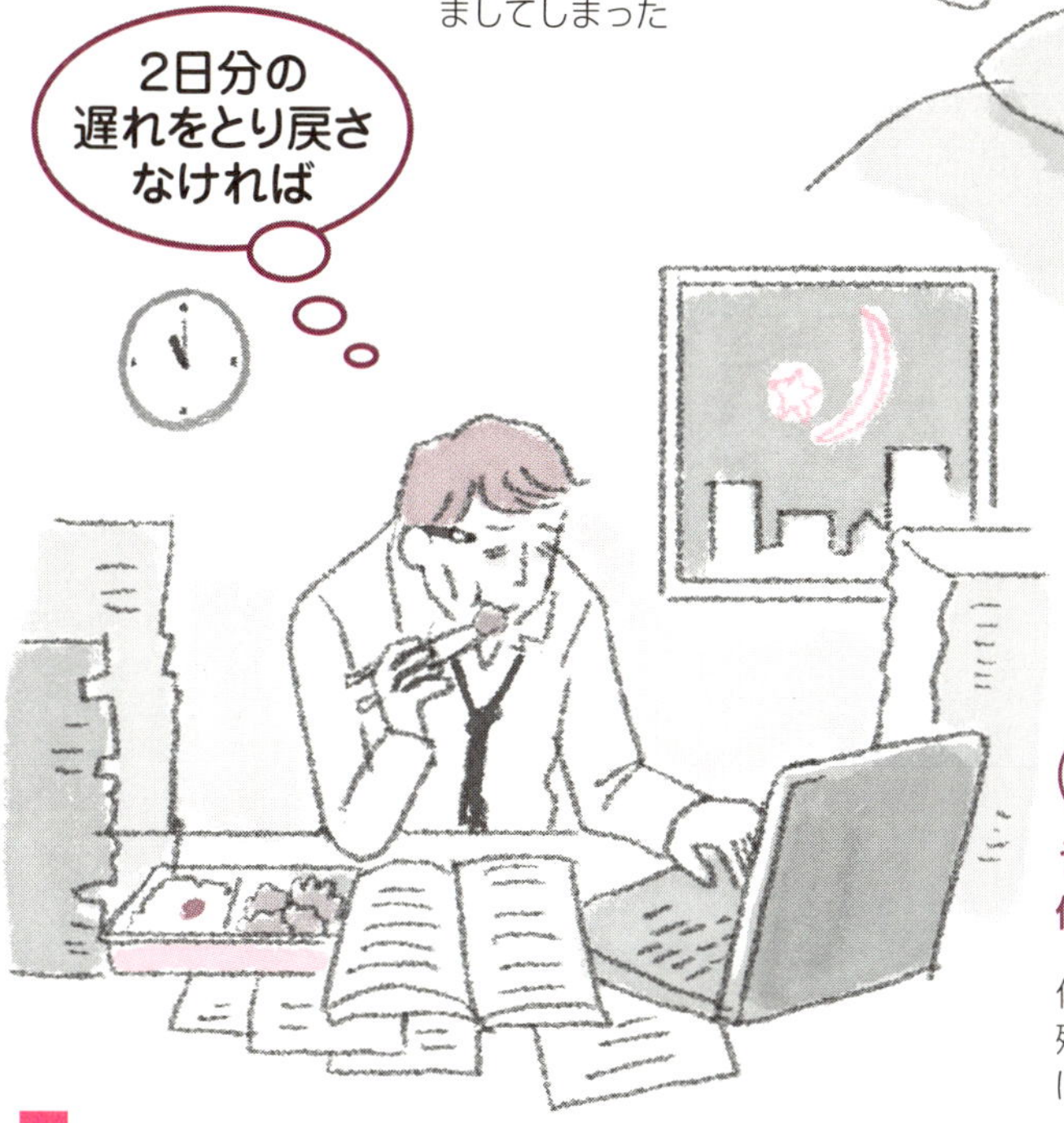
2日分の
遅れをとり戻さ
なければ

③ ２日間の休暇は、焼け石に水だった。薬をのんだが、抑うつ症状は改善せず、休んだぶん、仕事はより忙しくなってしまった。

休暇から戻ったその日に残業。休む前よりも状況は悪化している

家族・職場はどうすればいい？

うつ病の人が病気を隠して自力で状況を打開しようとしているときには「休んでも大丈夫」「がんばらなくていい」ということを伝えてください。

毎日やつれていくのをみているのはつらい。心配だ。少し休もう。待っているから

人生は長いんだから、ここで立ち止まっても大丈夫よ

本人がさけたいこと

理解を求めすぎて関係者と対立する

患者さん本人が、自分の病気を自分で説明するのは難しいでしょう。「本当はさぼりたいだけでは?」などと勘ぐられ、誤解される場合もあります。

いけないこと

相手と対立するほど理解を求める

意を決してカミングアウトしたのだから、相応の対応をしてほしいと思うのは当然です。しかし、病気への理解と配慮を要求しすぎると、トラブルになることもあります。

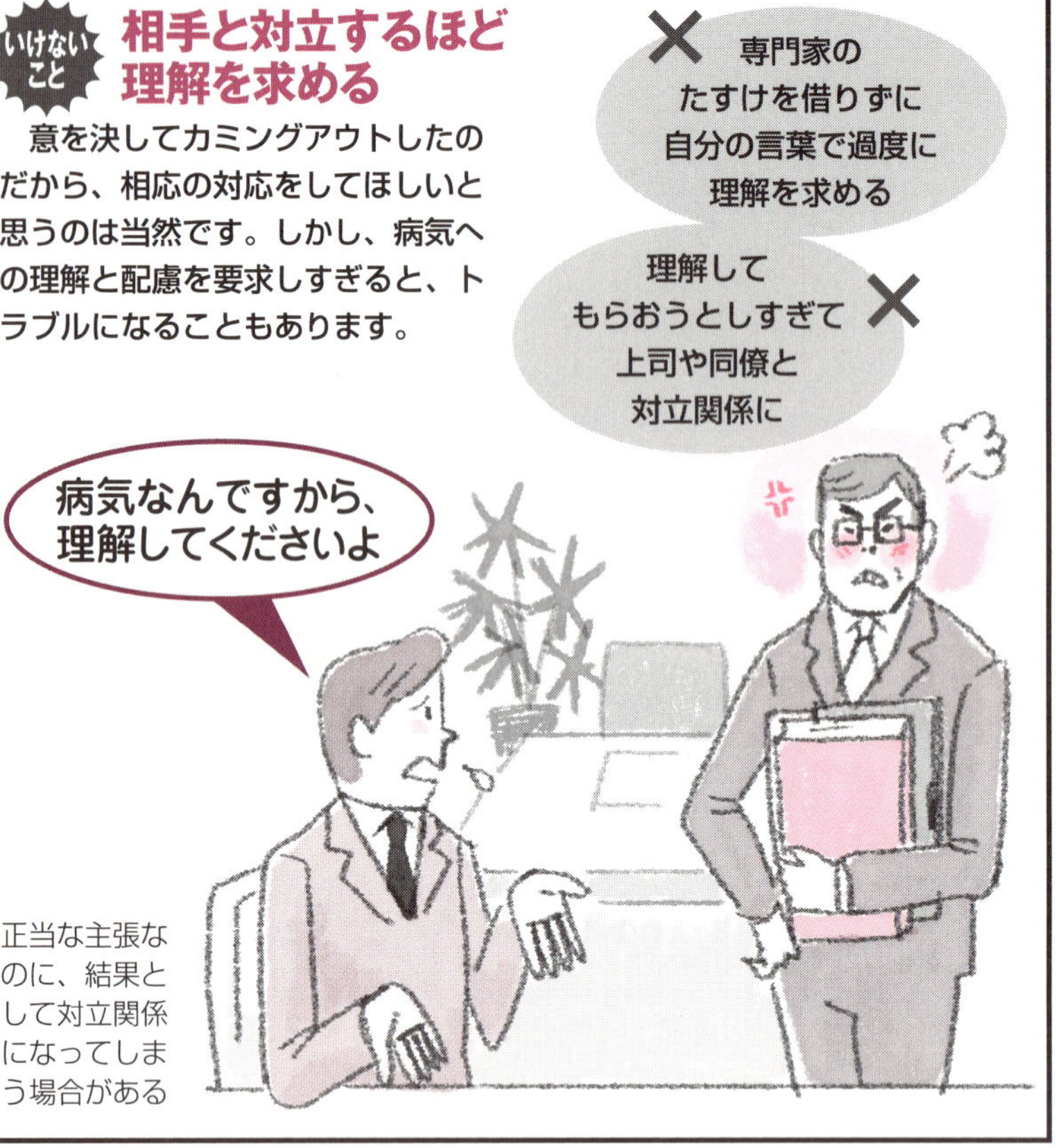

専門家のたすけを借りずに自分の言葉で過度に理解を求める
理解してもらおうとしすぎて上司や同僚と対立関係に
病気なんですから、理解してくださいよ

正当な主張なのに、結果として対立関係になってしまう場合がある

正しく理解してもらうのは難しい

家族や同僚が理解者となってくれれば、力強い支えとなります。しかしそれは、必ずしも完璧な理解や配慮でなくてもいいのです。

うつ病は目にみえない、理解しにくい病気です。「たすけたい」と思ってくれている人でも、誤解することはあります。コミュニケーションをとり、誤解をときながら、関係をつくっていきましょう。

自分で説明しても病気への理解が得られないときには、主治医や産業医など、専門家のたすけを借りましょう。専門家としての客観的な見方を説明してもらったほうが、関係者から理解を得やすい場合がよくあります。

なぜ求めすぎてはいけない？

相手との関係性はさまざま

関係者とひとくちに言っても、切っても切れない血縁関係もあれば、仕事上の利害だけでつながっている関係もあります。すべての関係者に共通理解を求めるのは現実的には難しいでしょう。

共感性
身近にうつ病治療の経験者やその家族がいた場合、家族や友人ではなくても、理解が得やすい

利害関係
仕事上の付き合いなど、利害の発生する関係。病気が仕事に関われば、理解が得やすい

血縁関係
家族。基本的には理解を求めたいが、偏見のある人には注意。なまじ関係が近いために、誤解されたときの影響が大きい

友人関係
親しく付き合ってきた関係。理解は得やすいが、病気を告げると離れていく人も、もちろんいる

言っていいこと　わかってくれた人への感謝

家族や上司など、深く関わっている人が誤解をしなければ、それで十分だと考えておくくらいが、現実的でしょう。同僚などがよく理解してくれていたら、感謝を伝えます。

○ 自分もうつ病を理解するのに時間がかかったことを思い出す

○ うつ病は形のみえない病気。わかってもらえたらありがたいと考える

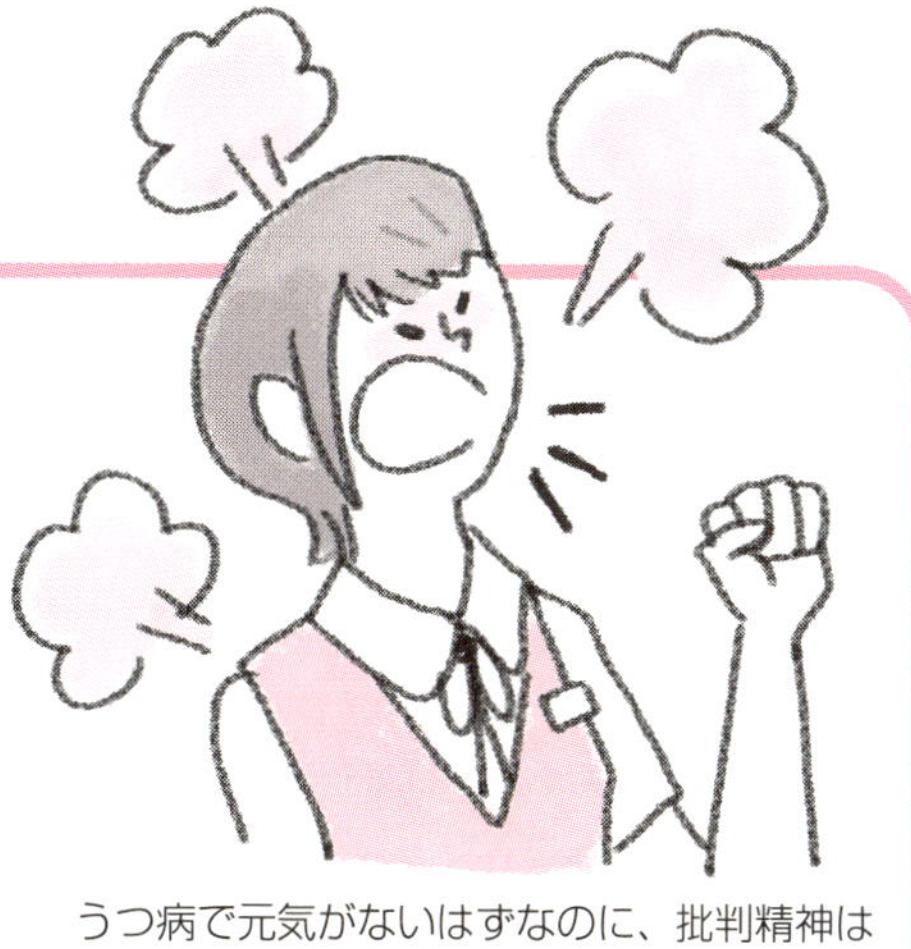
うつ病で元気がないはずなのに、批判精神は旺盛。本当に病気か、疑う人もいるが

「会社が悪い」と考えるのは現代型うつ？

うつ病の人が、無理解な関係者を批判することがあります。「病気を理解してくれない会社が悪い」「同僚は配慮が足りない」などと言って、より適切な理解と配慮を求めるのです。

このような他罰的な思考は、現代型うつに特徴的なものだといわれています。しかし、これはあくまでも特徴や傾向の話。

うつ病の社員が他罰的な傾向をみせたからといって、病名を疑ったりしないでください。理解してほしいという願いが強いだけかもしれません。

原則⑥ 人間関係の維持

協力を頼むが、任せきりにはしない

治療中には、家族や同僚の協力が大きな支えとなります。ただし、それにいつまでも甘えていてはいけません。

治ったあとを見据えて動く

うつ病にかかる人のなかには、自己否定的になって仕事をやめ、友人との関係も清算してしまう人がいます。なかには、配偶者に申し訳ないからといって、離婚を切り出すケースもあります。

しかし、そうして人間関係を失ってしまえば、病気からの回復は遅くなります。支えてくれる人がいない状態では、うつ病はなかなか改善していきません。

うつ病になったら家族や友人、関係の深い同僚に協力を頼みましょう。治療初期には、まわりにある程度頼らなければやっていけないこともあります。人間関係を維持したほうがいいのです。

自立と依存のバランスをとって

症状が強い自宅療養期の前半には、まわりの人の協力が欠かせません。しかし症状がやわらぎ、意欲が出てきたら、じょじょに周囲への依存度を下げていく必要があります。家族や友人、同僚との関係が、少しずつ、元に戻っていくようなイメージです。

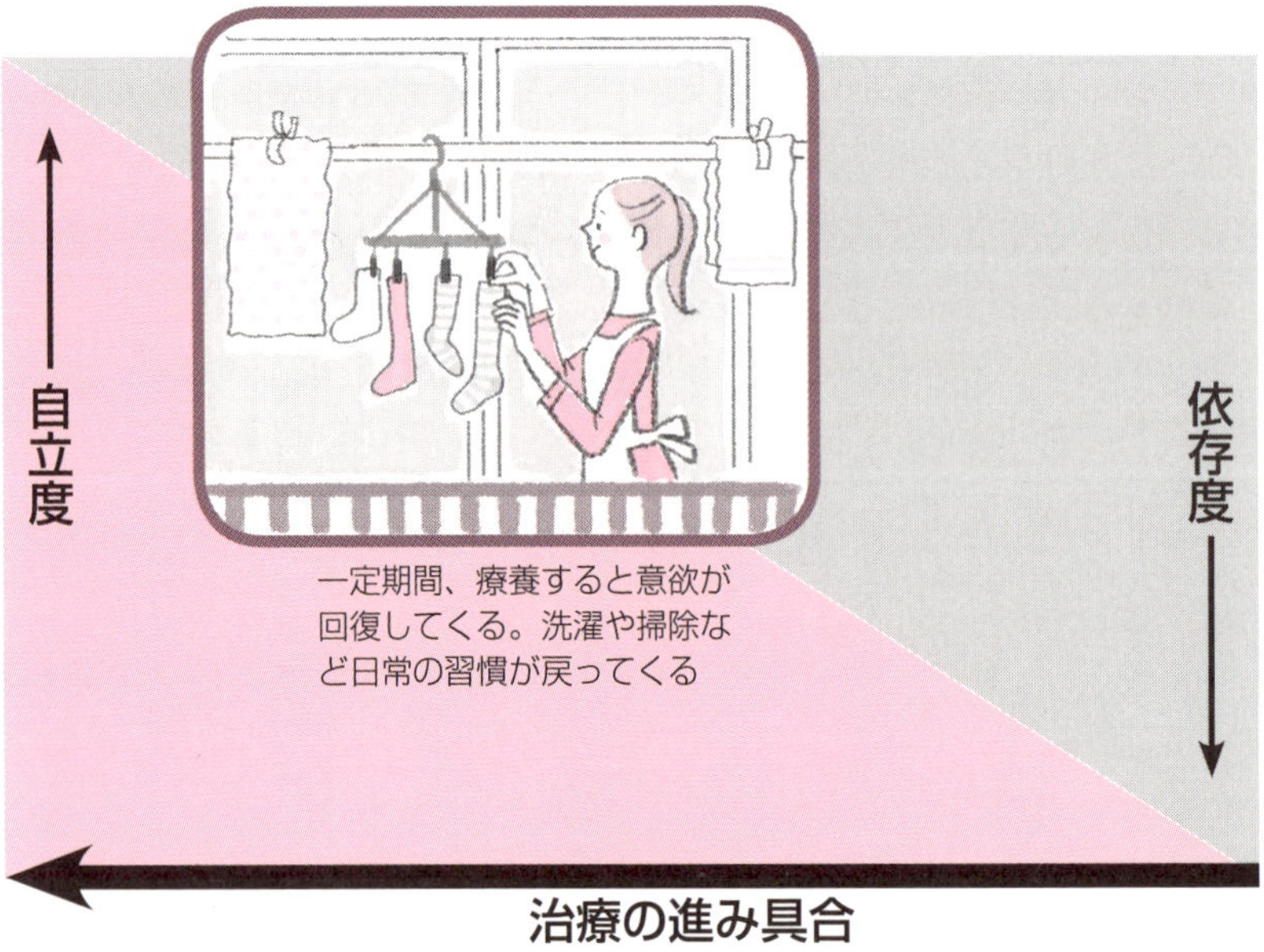

一定期間、療養すると意欲が回復してくる。洗濯や掃除など日常の習慣が戻ってくる

対応のポイント

距離が近づきすぎないように

治療中の人間関係に関する注意点は「相手を頼りすぎないこと」と「世話を焼きすぎる人からは離れること」です。付き合いの距離が近すぎると、それが依存につながったりストレスになったりして、回復が遅れることがあります。

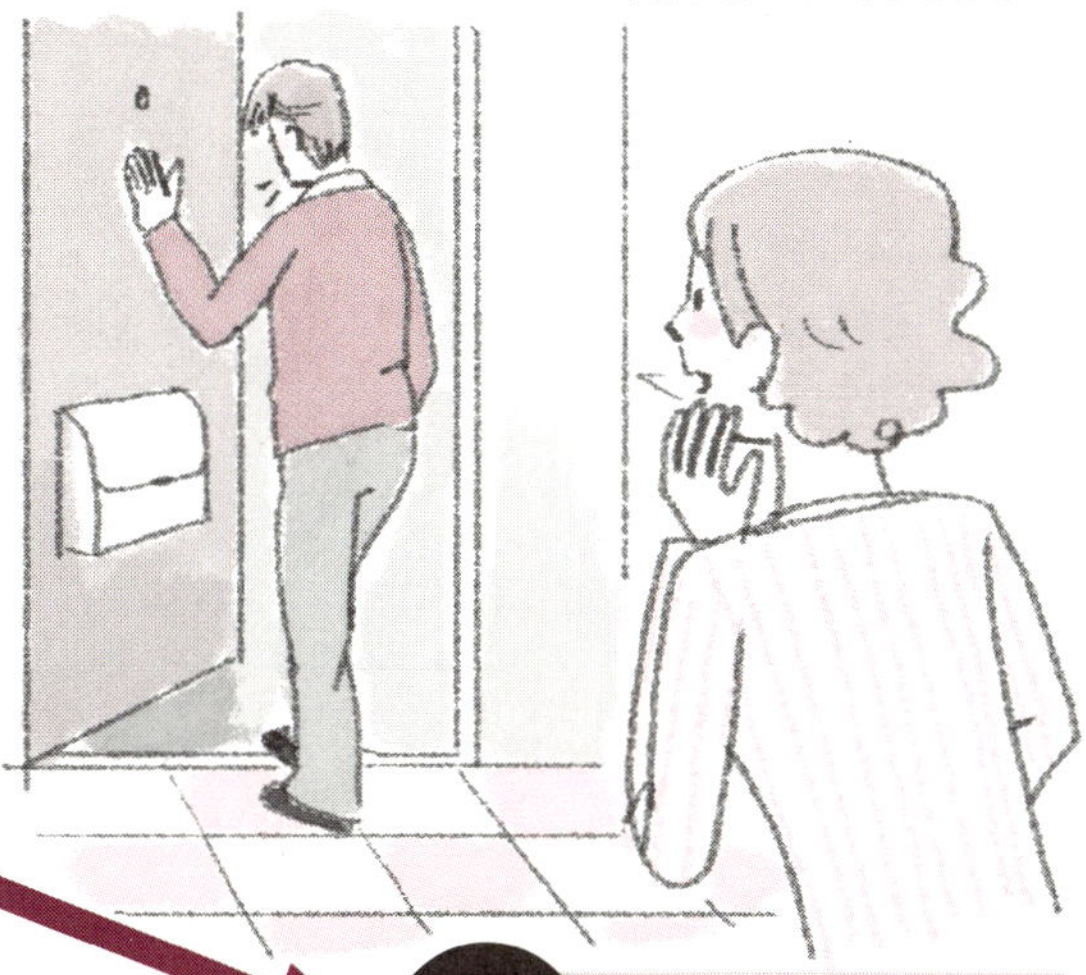

ひとりで外出することがリハビリになる。ある程度回復してきたら、家族が心配しても、同行をひかえてもらう

協力を頼む

家族や友人、同僚など周囲の人に協力を頼むのはいい。とくに自宅療養期は、食事などの基本的な生活習慣にもたすけが必要な場合がある

家族には

「手伝いすぎ」をひかえてもらう

心配しすぎてなにもかも手伝ってしまう人、アドバイスをしすぎる人には、「もうこれは自分でできそうだよ」と伝え、少し距離をとる

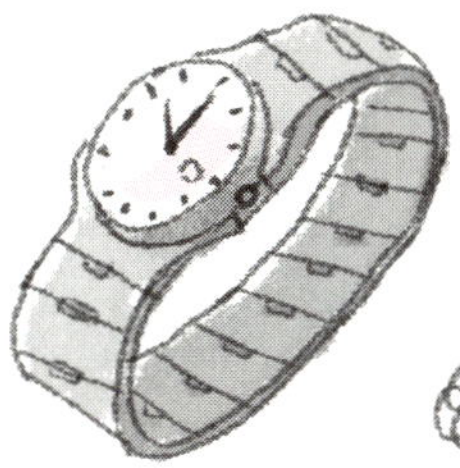

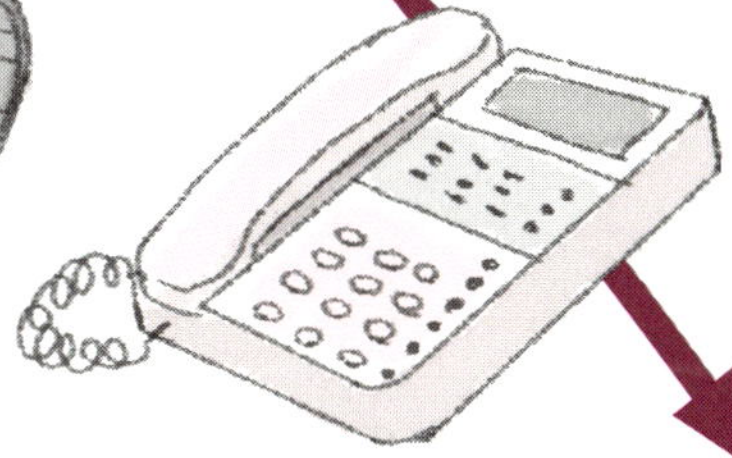

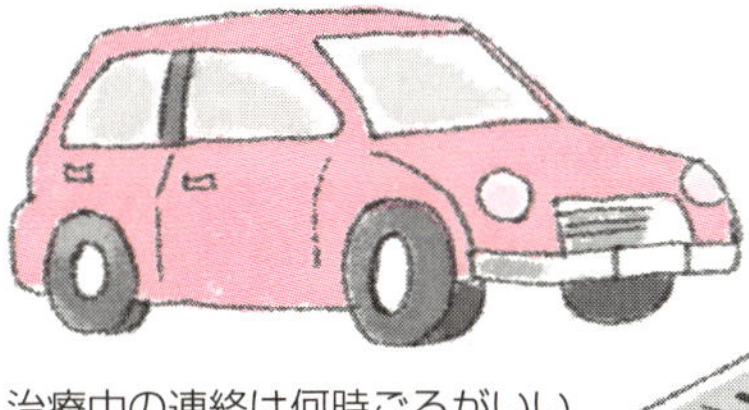

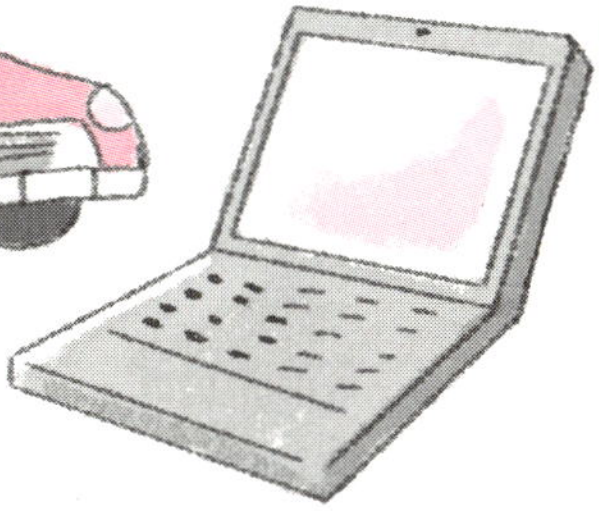

治療中の連絡は何時ごろがいいか、電話やメールで連絡がつくか、出社して打ち合わせをするのは可能かなど、相談しておく

職場には

復帰を前提として付き合う

休職や通院などで迷惑をかけるかもしれないが、それで関係が切れないように状況説明をしておく。症状の強い時期以外は、連絡をとりあう

本人が言っていいこと

重要な決断は、家族に預かってもらう

退職や離婚、転居など重要な決断は、治療中にはしないでください。病気で悲観的になっていることの影響が出てしまいます。

言っていいこと

決断しないで先送りに

「会社をやめたい」「もう住宅ローンは払えない」などと強く思っても、自分ひとりで決断せず、家族や主治医に相談しましょう。そして、判断を保留するか、急を要するものであれば、家族に判断してもらってください。

○ 数ヵ月間、保留していても問題ないことであれば、判断を急がない

○ 自宅療養期の、とくに前半で決断しなければいけないことは、家族に任せる

貯金を使えばあと1年くらいはローンを払えます。家のことはあとで考えましょう

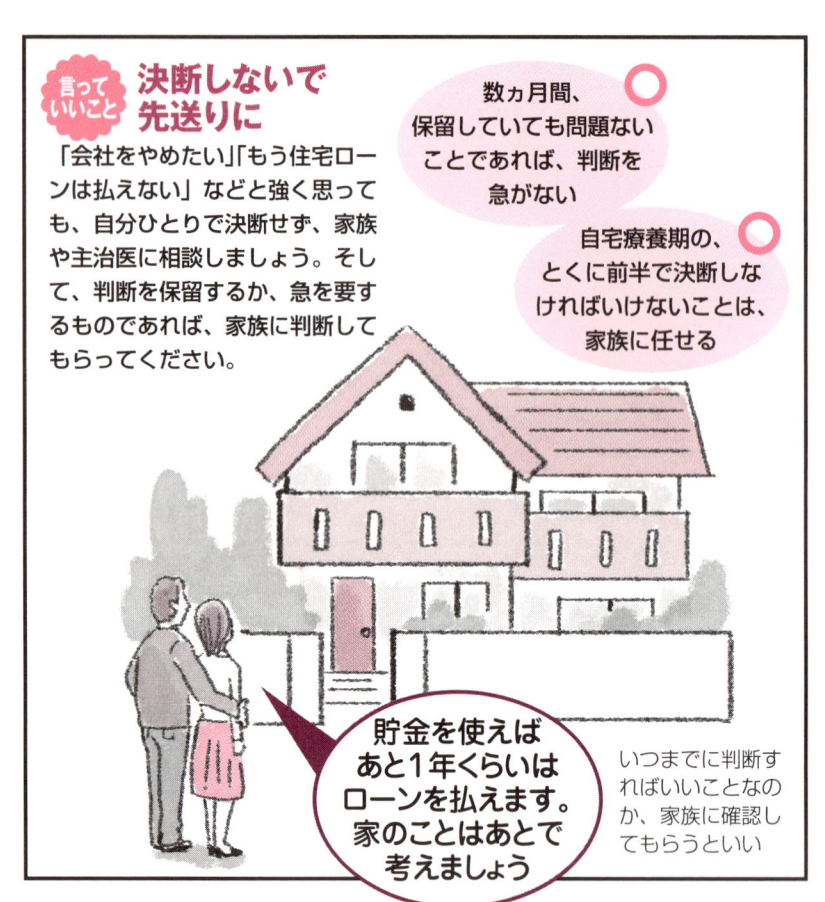

いつまでに判断すればいいことなのか、家族に確認してもらうといい

いけないこと

責任から逃げずに決断する

「病気があっても自分が大黒柱」「自分の親のことだから」などと言って、責任を感じてしまう人もいます。しかし、抑うつ的になっているときには、適切な判断はしにくいものです。

× 悲観的な選択や非現実的な選択になってしまい、結局家族が後始末をする

× 責任を果たせない自分のことを恥じて、退職や離婚などを決断してしまう

なぜ保留する？

判断力が落ちる症状がある

うつ病の症状のひとつに、判断力や思考力、集中力の低下があります。脳機能に障害が起こっていて、健康なときと同じように考えることができないのです。また、抑うつ症状があるため、考え方が悲観的にもなっています。

判断力の低下
どうしても悲観的・否定的になってしまい、合理的な判断ができない

思考力の低下
なにを考えるにも時間がかかる。時間をかけても頭の整理ができない

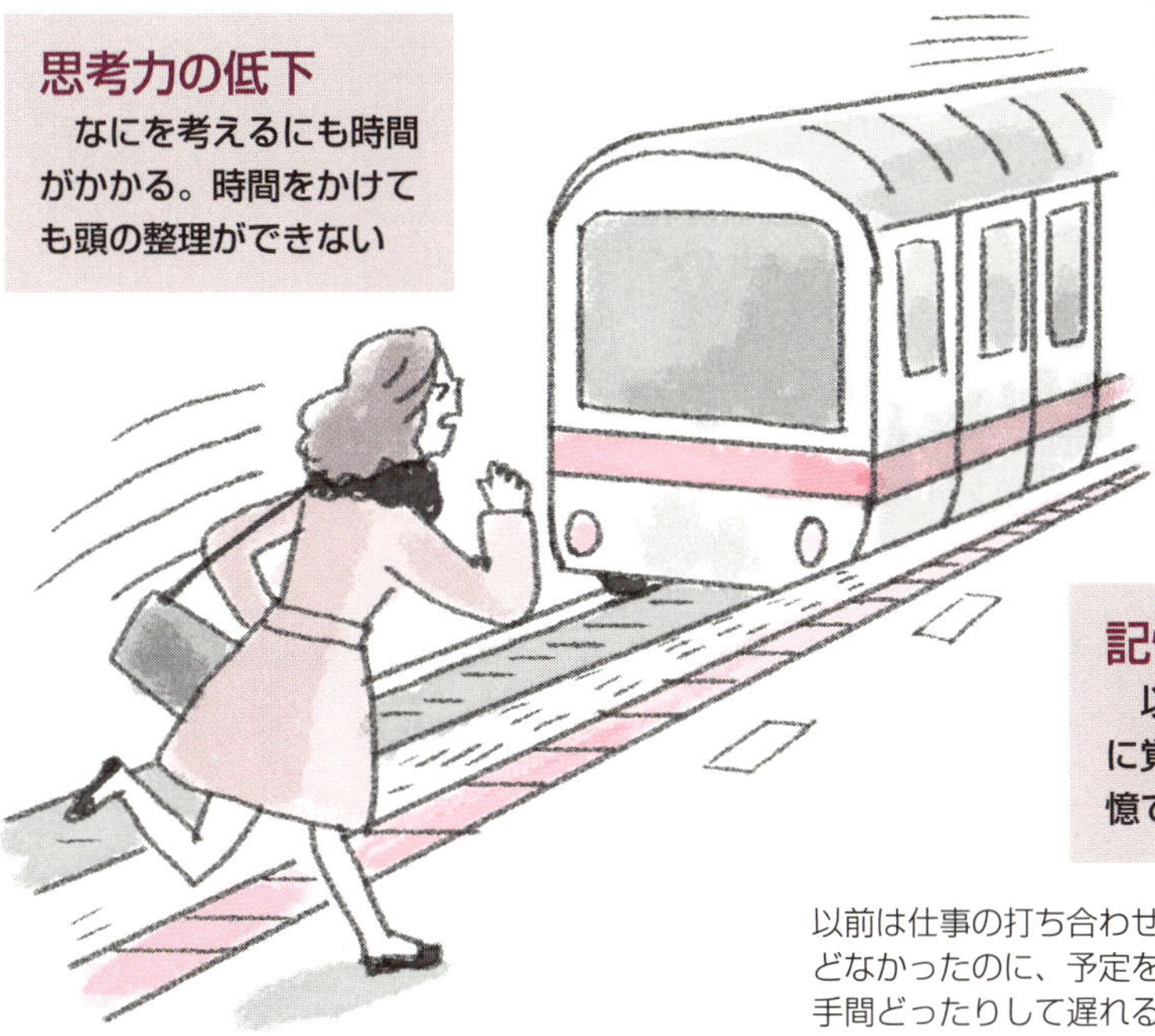

集中力の低下
考えなければいけないとわかっているのに、ボーッとしてしまう

記憶力の低下
以前ならメモをとらずに覚えられたことが、記憶できなくなっている

以前は仕事の打ち合わせに遅刻したことなどなかったのに、予定を忘れたり、移動に手間どったりして遅れるようになった

自暴自棄になりがち

うつ病には、意欲の減退や抑うつのほかに、判断力や集中力など考える力全般の低下という症状もあります。ストレスなどさまざまな影響によって脳機能に障害が起こっているために、そのような精神症状が現れるのです。

自己否定的で悲観的な考え方になっているうえに、判断する力もにぶっているということです。その状態で重要な決断を迫られれば、自暴自棄になり、誤りをおかしてしまっても仕方がありません。

決断しないことは現実逃避ではない

病気の症状として、重要な決断をしづらい状態になっているわけですから、治療中には決断をさけてください。

判断の保留は、現実逃避ではありません。むしろそれこそが、病気と治療という現実に向き合う決断になります。

治療中も職場とは連絡をとり続ける

うつ病を治療して、元の職場で働き続けることは、十分に可能です。そのために、職場と連絡をとり続け、関係を維持してください。

言っていいこと

回復を前提に連絡をとる

治療して仕事を続けることを前提として、職場と連絡をとりあってください。ただし、症状が強く出ている時期だけは、連絡をひかえます。その間は家族に代理を頼むのもいいでしょう。

診断が出たことは本人が会社に伝える。詳細は主治医の情報提供書として産業保健スタッフに通知する

休職する場合は、そのことも伝える。休んでいる間の連絡先を確認する

どうして連絡する?

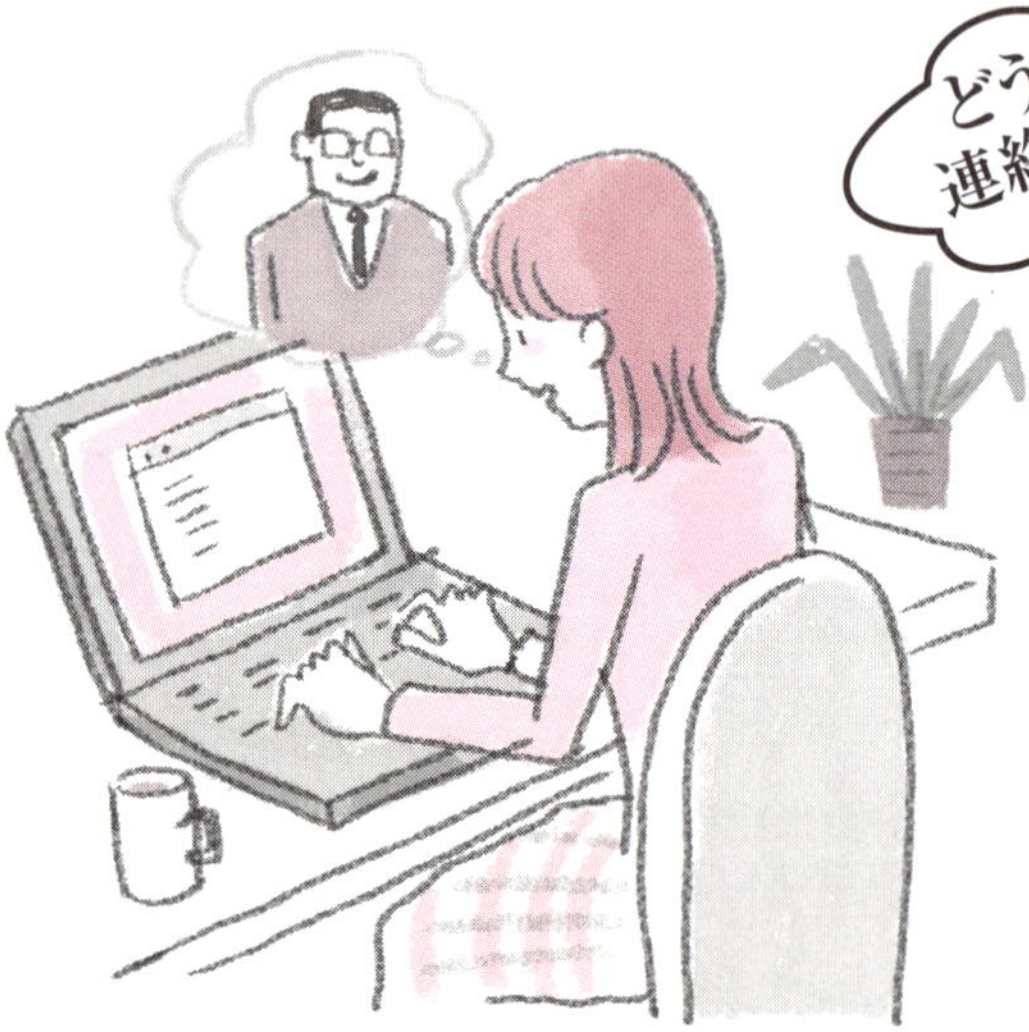

復帰へのモチベーションに

休職や復職の手続きを自分でおこなうのは、復帰への意欲を維持し、高めるためです。そこで家族や主治医を頼りすぎると、自信がもてません。

産業医や保健師には、状況を定期的に報告する

復帰の期日をひとつのゴールとして、一歩一歩進んでいく

いつ、なにを報告するか、主治医と相談し、自分で実践する

また働けるという自信に

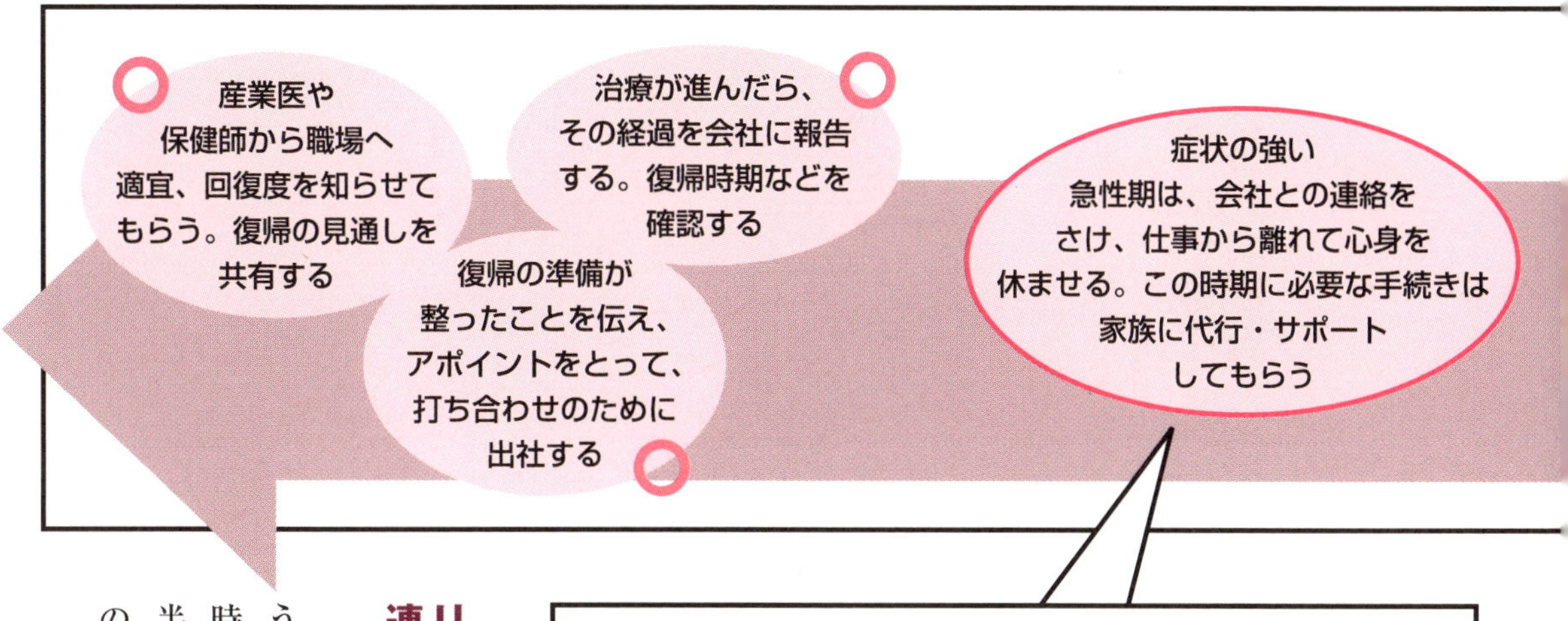
症状の強い
急性期は、会社との連絡を
さけ、仕事から離れて心身を
休ませる。この時期に必要な手続きは
家族に代行・サポート
してもらう
治療が進んだら、
その経過を会社に報告
する。復帰時期などを
確認する
復帰の準備が
整ったことを伝え、
アポイントをとって、
打ち合わせのために
出社する
産業医や
保健師から職場へ
適宜、回復度を知らせて
もらう。復帰の見通しを
共有する

リハビリ期には連絡していい

治療中、仕事の連絡をさけたほうがいいのは、症状がとくに強い時期くらいです。自宅療養期の前半、近所にも外出できないくらいの時期は、さけましょう。

外出ができて、考えも冷静になり、リハビリをはじめているころには、むしろ会社と連絡をとったほうが、復帰を意識できていいくらいです。

ただし、連絡は復帰を成功させるための、事務的なものにしてください。治療中にも仕事ができるという意味ではありません。

いけないこと

心配で用がなくても連絡してしまう

治療中は事務連絡だけでいいのですが、責任感の強い人は、休職期間中にも職場に何度も連絡してしまい、仕事の様子を聞くことがあります。これでは休まず働き続けているのと変わりません。

×

職場に居場所がなくなるような気がして、毎日のように様子をうかがっている

通院中も頭から仕事が離れない。つい会社に電話をかけてしまう

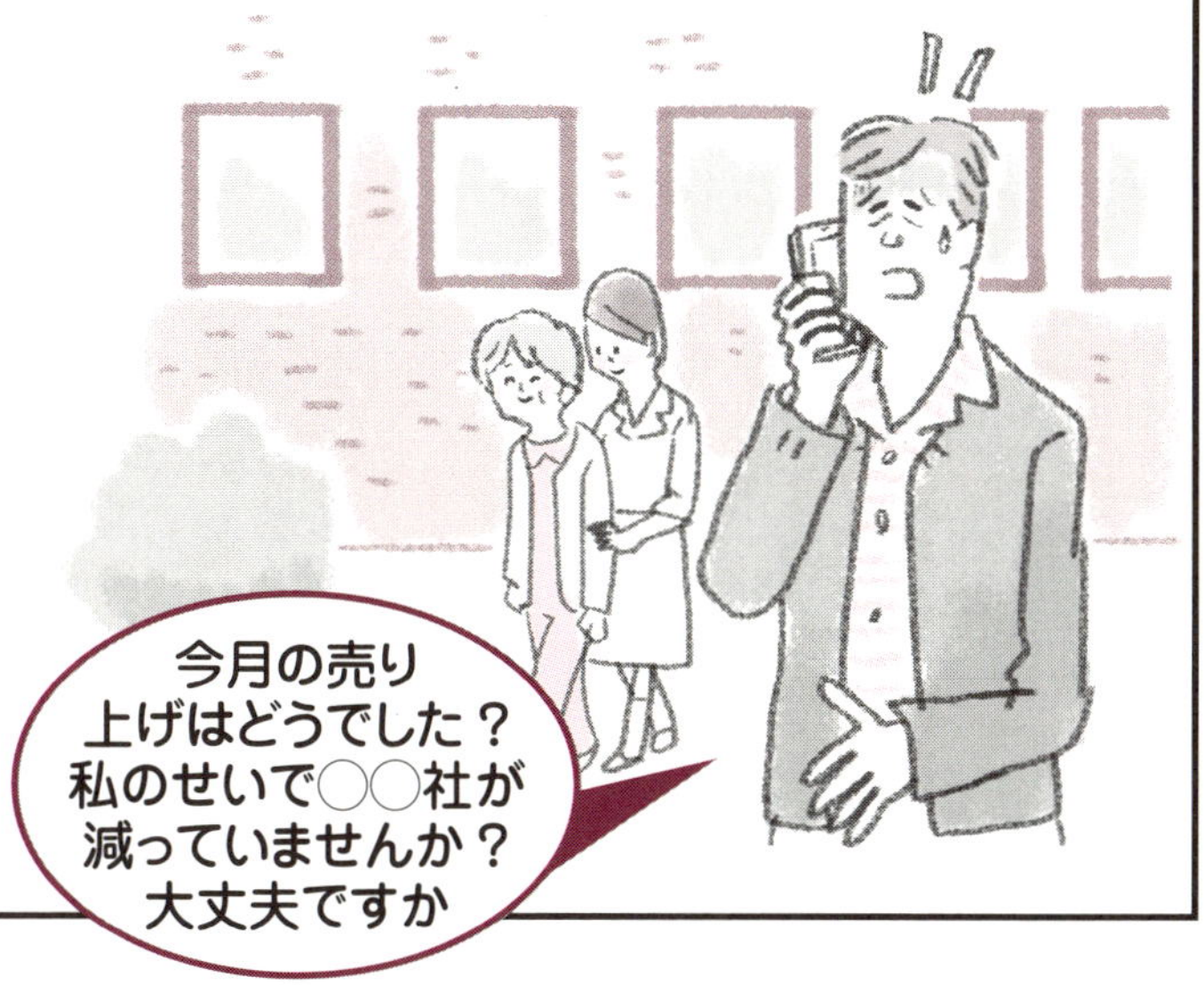
今月の売り上げはどうでした？私のせいで○○社が減っていませんか？大丈夫ですか

アドバイスが多すぎる人とは距離をおく

まわりの人が治療やリハビリに協力してくれるのはありがたいことですが、干渉しすぎる人は、警戒しなければいけません。

いけないこと

アドバイスはすべて受け止める

「うつ病にはこれがいい」「あれがいい」というアドバイスをすべてまじめに受け止める人がいますが、多くの場合、専門知識のない人のアドバイスは、治療の妨げとなります。

◯◯茶の成分が、脳にいいらしいよ。頭がすっきりするんだって。無駄になってもいいから、飲んでみたら？

薬は飲みすぎないほうがいいよ。あそこの病院に行ってみたら？友達のお母さんが薬を使わずに治ったって言ってた

×「どんなことでも参考になる」「自分を思ってくれている」と考え、アドバイスを拒否しない

休職なんてしたら、会社に迷惑をかけて、職場にいられなくなるんじゃないの。大丈夫かな

うつ病って、要するにストレスでしょう？いいパワースポットがあるよ。心が洗われるようで、悩みなんて吹っ飛ぶよ

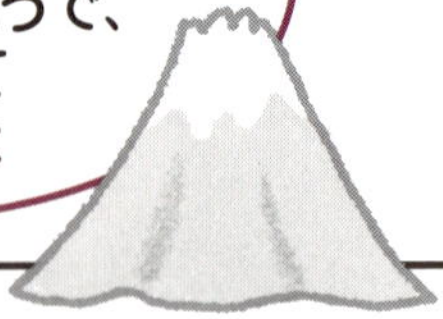

アドバイスされたことはすべて主治医に報告する

うつ病の人の多くは、いわゆる「いい人」です。まじめで、人を信じやすく、謙虚です。

そのせいか、病気になったあと、家族や同僚など周囲の人からのアドバイスを聞きすぎてしまい、振り回されている場合があります。

過度のアドバイスに翻弄されていては、治療が進みません。なにかすすめられたら、主治医に報告して、自分に必要なことかどうか、聞いてみましょう。

主治医は、アドバイスが医学的に妥当なことか、判断して教えてくれます。なかには本当に役立つこともあるでしょうから、それはとり入れればいいわけです。

言っていいこと

面倒な付き合いはもうやめる

アドバイスが多すぎる人、言動が支配的で、人をコントロールしようとする人と付き合っていると、負担がかかります。病気をいい機会ととらえ、支えにならない関係は切っていくのもひとつの方法です。

○ 指示的な発言の多い家族や親族、上司、先輩などにはあまり会わないようにする

○ 形式的・儀礼的な付き合いで負担になっていることがあれば、そこから身を引くことを考える

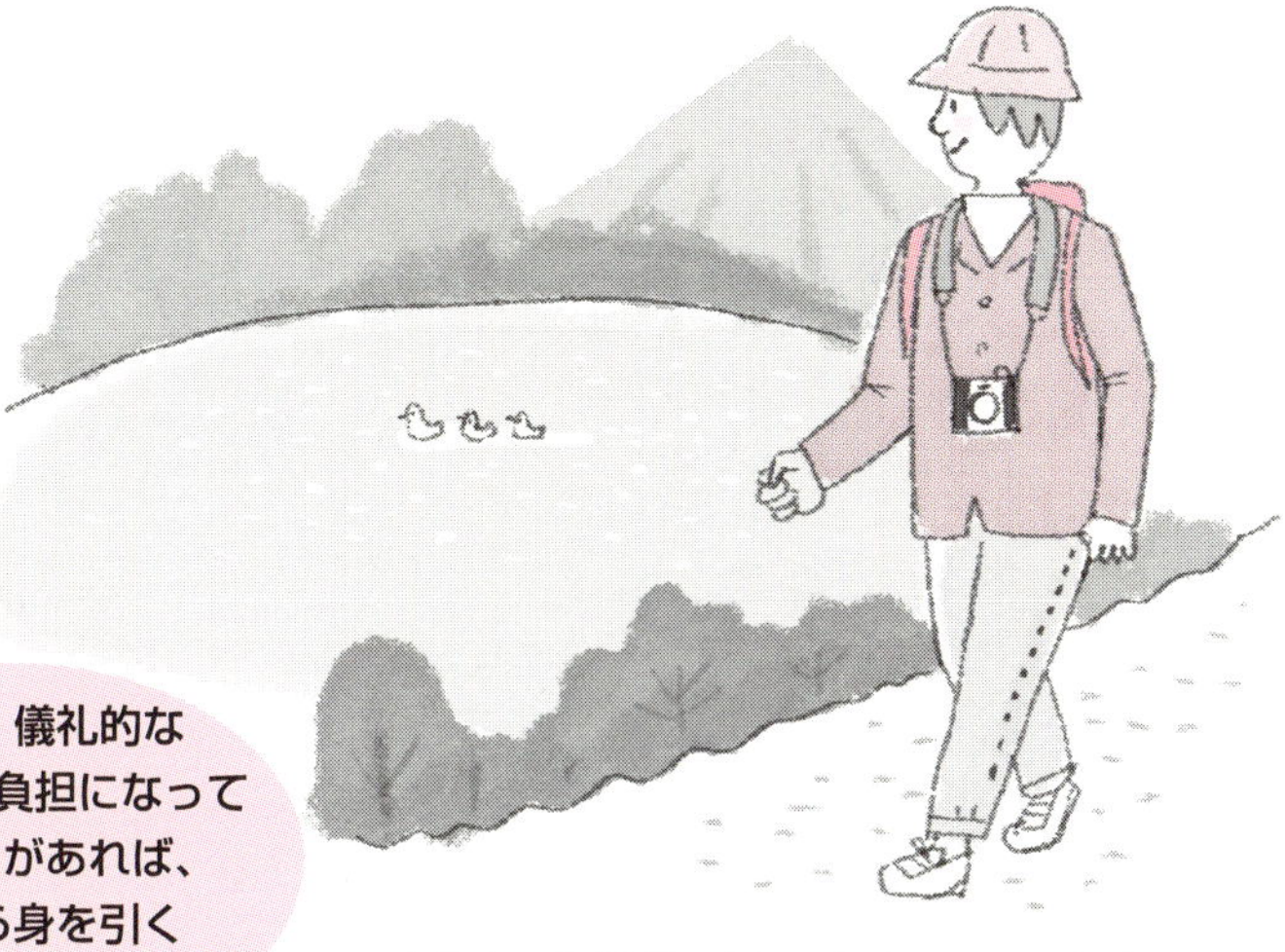

家族との生活がストレスになっている場合には、旅行などをして、ひとりの時間をつくるのもいい

どうして距離をおく?

迷いが治療の妨げになる

アドバイスは、多すぎれば迷いのもとになります。主治医が見立てた治療への道すじに迷いや乱れが生じて、回復を遅らせる結果になりがちです。

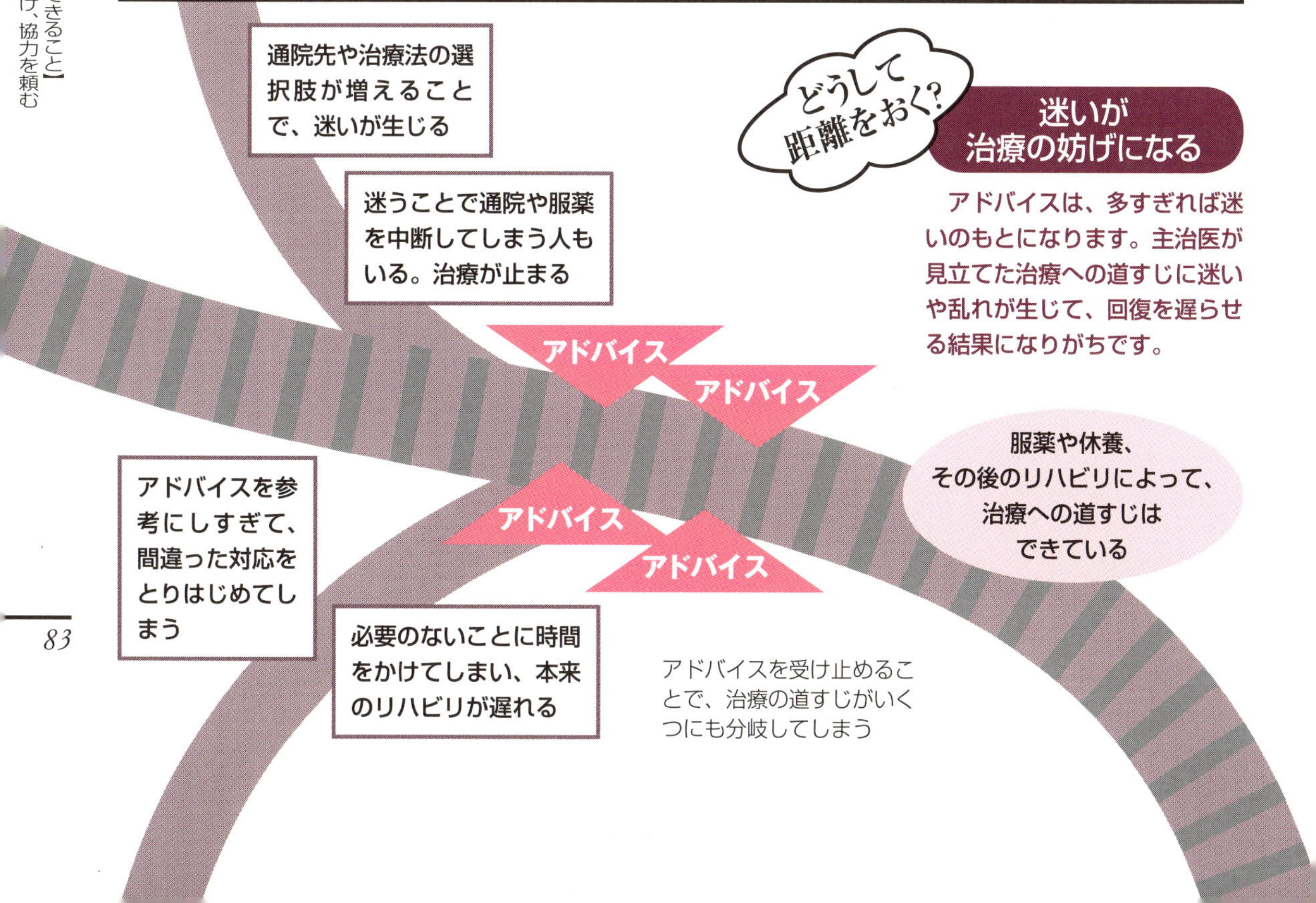
通院先や治療法の選択肢が増えることで、迷いが生じる
迷うことで通院や服薬を中断してしまう人もいる。治療が止まる
アドバイス
アドバイス
服薬や休養、その後のリハビリによって、治療への道すじはできている
アドバイス
アドバイス
アドバイスを参考にしすぎて、間違った対応をとりはじめてしまう
必要のないことに時間をかけてしまい、本来のリハビリが遅れる

アドバイスを受け止めることで、治療の道すじがいくつにも分岐してしまう

本人がさけたいこと

ソーシャルメディアは治療の邪魔になりがち

インターネット上での交流が、うつ病の治療に悪影響を与えることがあります。注意が必要です。

いけないこと 治療過程をくわしくSNSへ

病気のつらさをSNSで発信する人がいますが、その過程で、公開すべきではない情報を出してしまうケースがあります。医療機関や職場とのトラブルに発展する可能性があります。

× 主治医や医療機関とのやりとりを公開。事実誤認があった場合など、トラブルになりかねない

× 患者さんどうしの集団でおこなったグループワークの結果を公開。プライバシーの侵害に

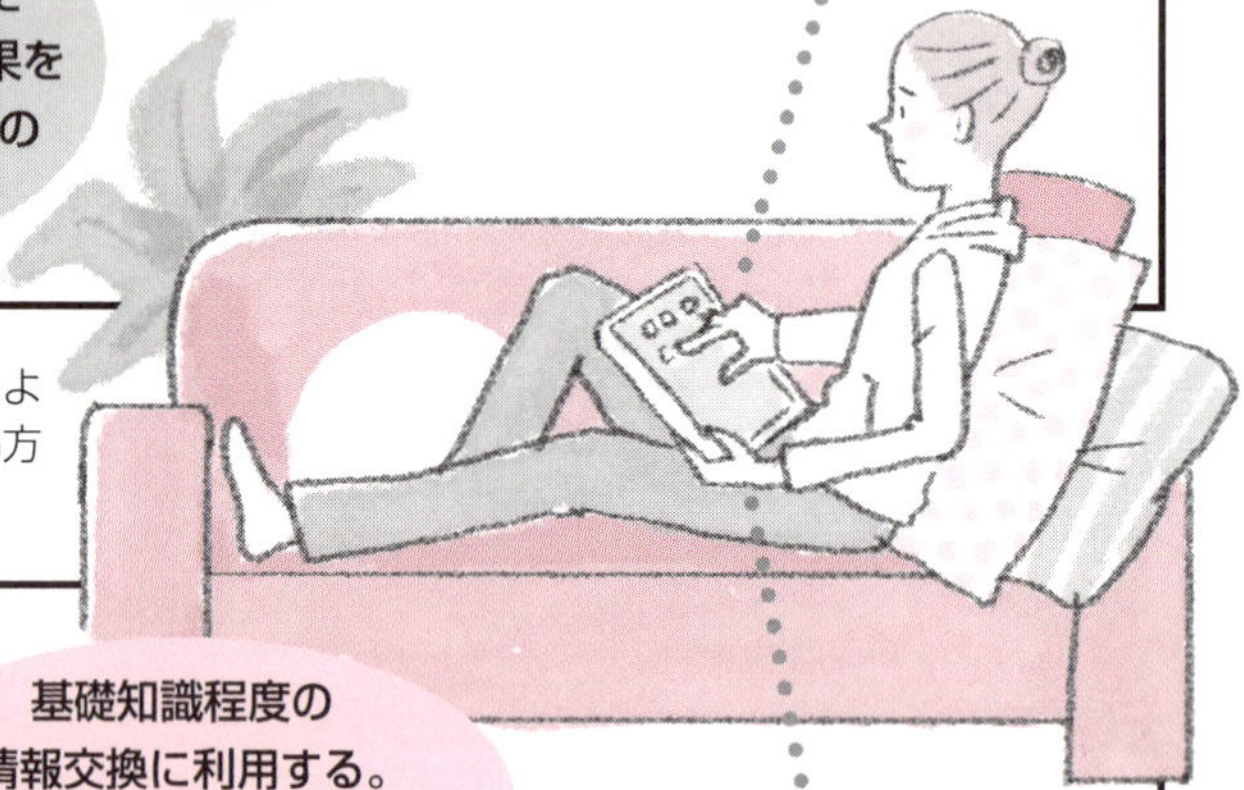

○○病院の ×× 先生が「うつ病は△△」と言っていた。本当かな
昨日、リハビリの参加者に☆☆社の開発部の人がいてびっくり。上司が最悪らしい
よさそうな本ですね。元気になってきたら読んでみます
□□市で、復職支援のリハビリをやっている病院はあるんでしょうか？

SNSをさけなくてもよいが、治療中は、使い方に注意したい

○ 基礎知識程度の情報交換に利用する。情報が手に入ったら主治医に相談してから実践する

言っていいこと 治療のことは口外しない

SNSは情報収集と、参考程度の意見交換に使い、自分の病気や治療のことをくわしく書かないようにしましょう。また、手に入れた情報が適切かどうか、主治医に確認をとるのも大切です。

長所と短所を理解して使う

治療中にSNSを使うことに関して、いいとも悪いとも言い切れないのが現状です。

SNSには情報を発信しやすいという特徴があるため、自分の病気のことや医師の発言、ほかの患者さんの様子などを、気軽に公開してしまえるのは事実です。

しかしSNSの利用者がみな、情報を安易に公開しているわけではありません。利用の仕方は人それぞれです。

SNSには、交流や情報交換が手軽にできるという長所もあるわけですから、それと情報ろうえいなどの短所を理解して使っていれば、問題はないでしょう。

どうして邪魔に？ リハビリに参加しにくくなる

治療やリハビリの過程で、グループワークに参加することがあります。数人の集団で話し合い、社会性の回復や向上をはかるのです。参加者どうしで守秘義務を負うとりくみですが、その内容がSNSを通じて、もれてしまうことがあります。

自分の言動が、ほかの参加者の手でインターネット上に公開されてしまう

グループワークで聞いたことを公開して、人に被害を与えてしまう

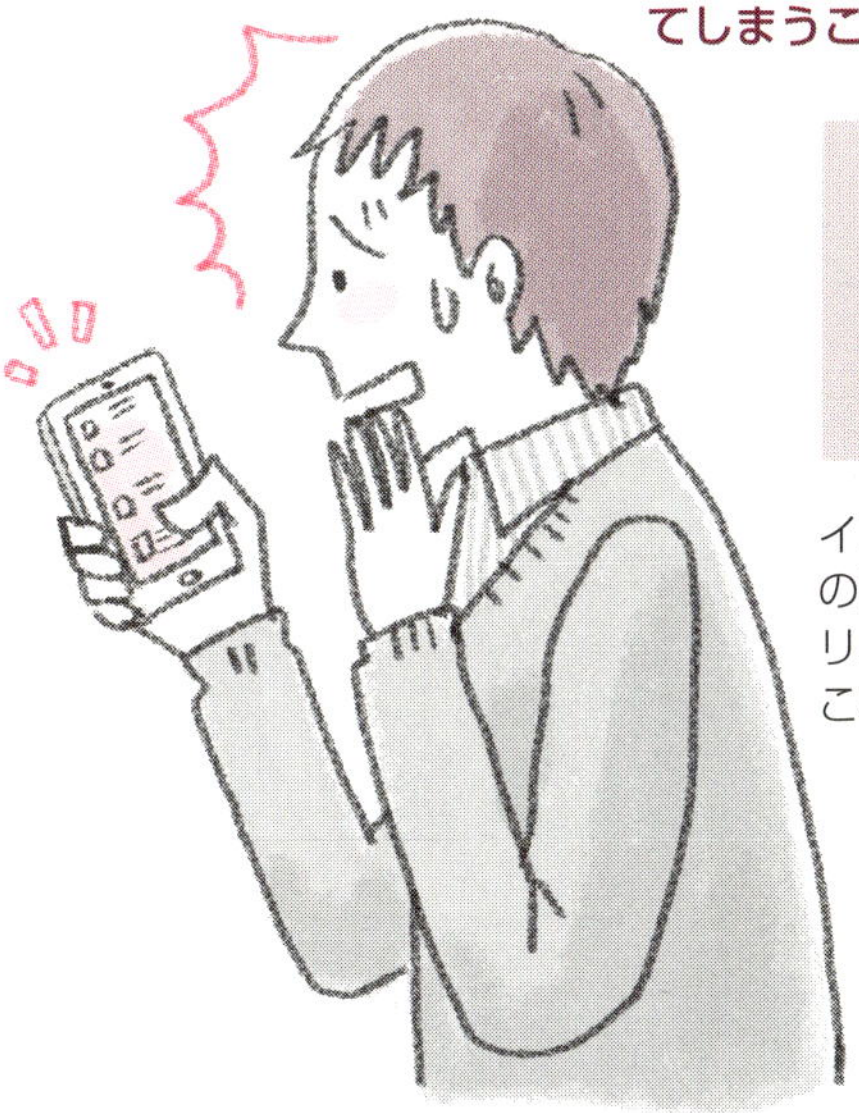

インターネット上で自分の悪口をみてびっくり。リハビリに参加するのがこわくなる

SNSの影響はわかっている？

うつ病の治療とSNSの関係を調査した研究は、まだほとんどありません。SNSのように、日々発展しているツールについて、治療効果との関係を調べるのはひじょうに難しいのです。

現状では、SNS使用によってトラブルが発生したときに対処し、以後、その予防をはかるというのが、最善の策です。その一例が、医師や患者さんの発言を公開してしまうトラブルへの対策です。

SNSへの対応は、このように改善策を蓄積していくなかで、じょじょに確立するのではないでしょうか。

○
- 地域の情報収集に利用
- 治療と無関係な交流でストレス解消

×
- 人の発言の無断公開
- 情報をとり入れすぎて混乱

COLUMN

患者さんが知っておきたい相談窓口

うつ病にともなう生活や
仕事の変化について、多くの機関が相談や
支援をおこなっています。
無料で利用できるところも多いので、
気軽に活用しましょう。

仕事関係

地域障害者職業センター

障害者の就労支援などをおこなう
公的機関。うつ病の場合、
精神障害として支援(*)を受けられる

ハローワーク

一般の就労支援機関だが、近年は
うつ病など障害がある人のための窓口を
設置している場合がある

リワーク施設

地域障害者職業センターのほか、
医療機関、社団法人、NPO法人などが、
復職支援のとりくみをしている

メンタルヘルス対策支援センター

厚生労働省委託事業として
相談や支援をおこなっている機関。
全国都道府県に設置されている

そのほか

日本産業カウンセラー協会や労災病院、
EAP企業などでも窓口をもうけている

生活や治療

精神保健福祉センター

心の病気に関する情報提供や相談を
おこなっている公的機関。
全国都道府県にある。健康保険適用。
地域の精神科・心療内科のことも聞ける

保健所

心の病気にかぎらず、
病気全般への対応をおこなう公的機関。
うつ病に特化しているわけではないが、
対応はしている

そのほか

自殺予防総合対策センターや
NPO法人などでも相談できる。
厚生労働省のウェブサイト「こころの耳」
で各種窓口を調べることができる

*リワーク支援は雇用保険に加入している民間企業の休業者が対象。公務員は利用できない

4

なぜ「リハビリ期のコミュニケーション」が重要なのか

服薬や療養によって、日常生活を送れるようになり、外に出る意欲がわいてくれば、うつ病は改善したものとみなされます。しかしじつは、その状態ではまだ復職に十分とは言えません。仕事をするためには、さらに一段上の回復が必要です。

そのために、家族や同僚とコミュニケーションをとり、リハビリを進めるのです。

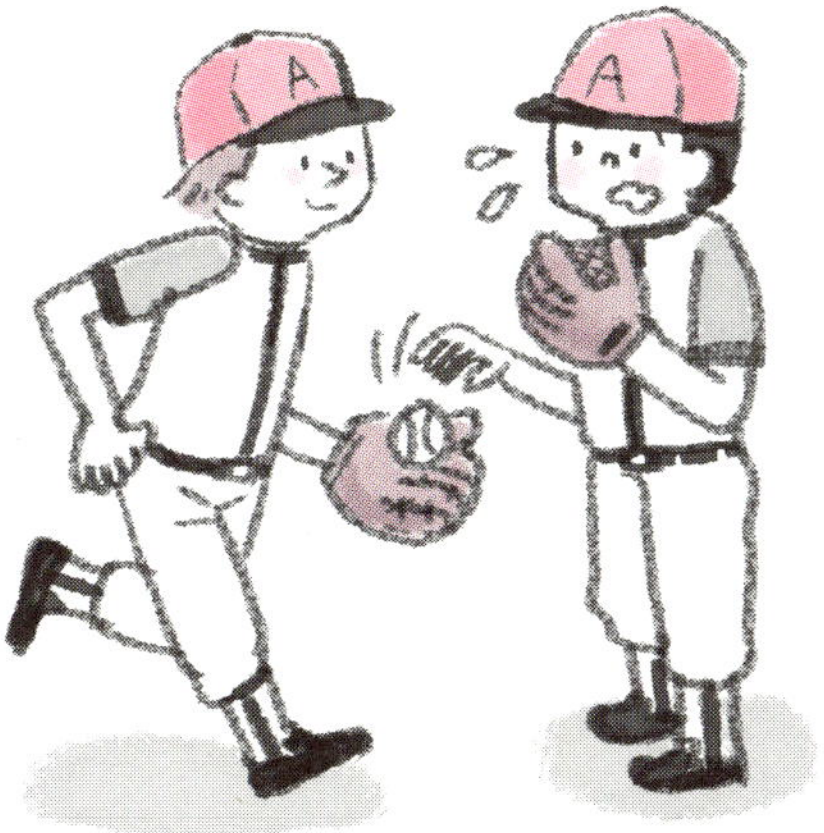

うつ病が長期化するわけ

自宅療養で回復しても、職場に戻ると再発する

うつ病は、回復させることはできるのですが、再発を防ぐことが難しいという特徴をもっています。再発によって、長期化します。

そもそもうつ病とは

うつ病は心の病気。さまざまな要因から脳機能に異常が起こっている状態です。心の病気といっても、精神症状のほかに身体症状も現れます。気のもちようで改善できるものではありません。

脳機能の異常

脳内を流れるセロトニンやノルアドレナリン、ドーパミンといった神経伝達物質が不足した状態。それ以外にも異常があると考えられる

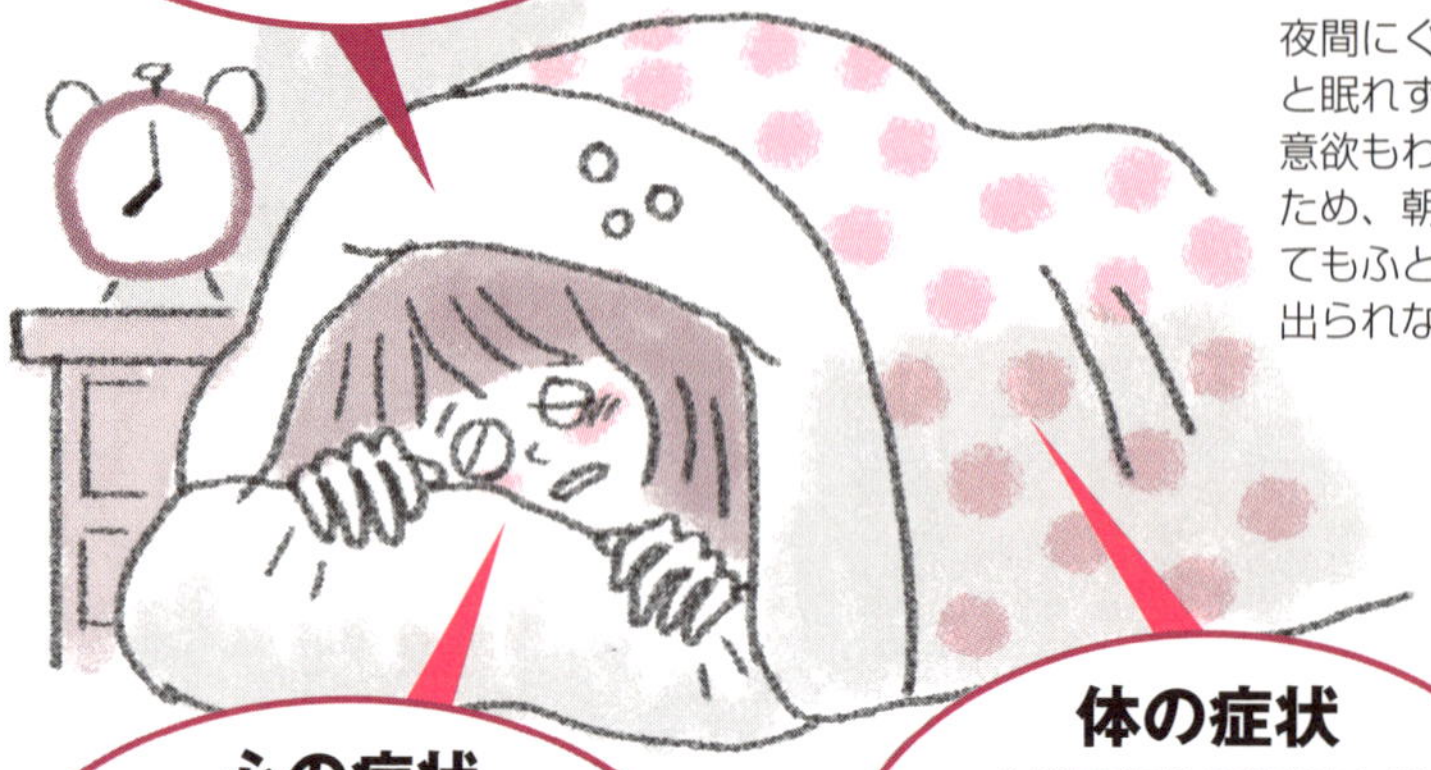

夜間にぐっすりと眠れず、また意欲もわかないため、朝になってもふとんから出られない

心の症状

主なものに意欲の減退と抑うつ症状がある。そのほかに思考力や判断力の低下、焦燥感、自己否定的な感情、自殺願望なども現れる

体の症状

食欲不振と睡眠障害がみられる。食欲過多になるケースもある。ほかに頭痛や腹痛、めまい、耳鳴り、動悸、体の痛み、生理不順などもある

▶患者数は約100万人

うつ病を含む気分障害の患者数。その大半はうつ病だと考えられる。1999年から2005年までの6年間で急激に上がり、その後は100万人前後を推移している

「患者調査」(厚生労働省)より作成

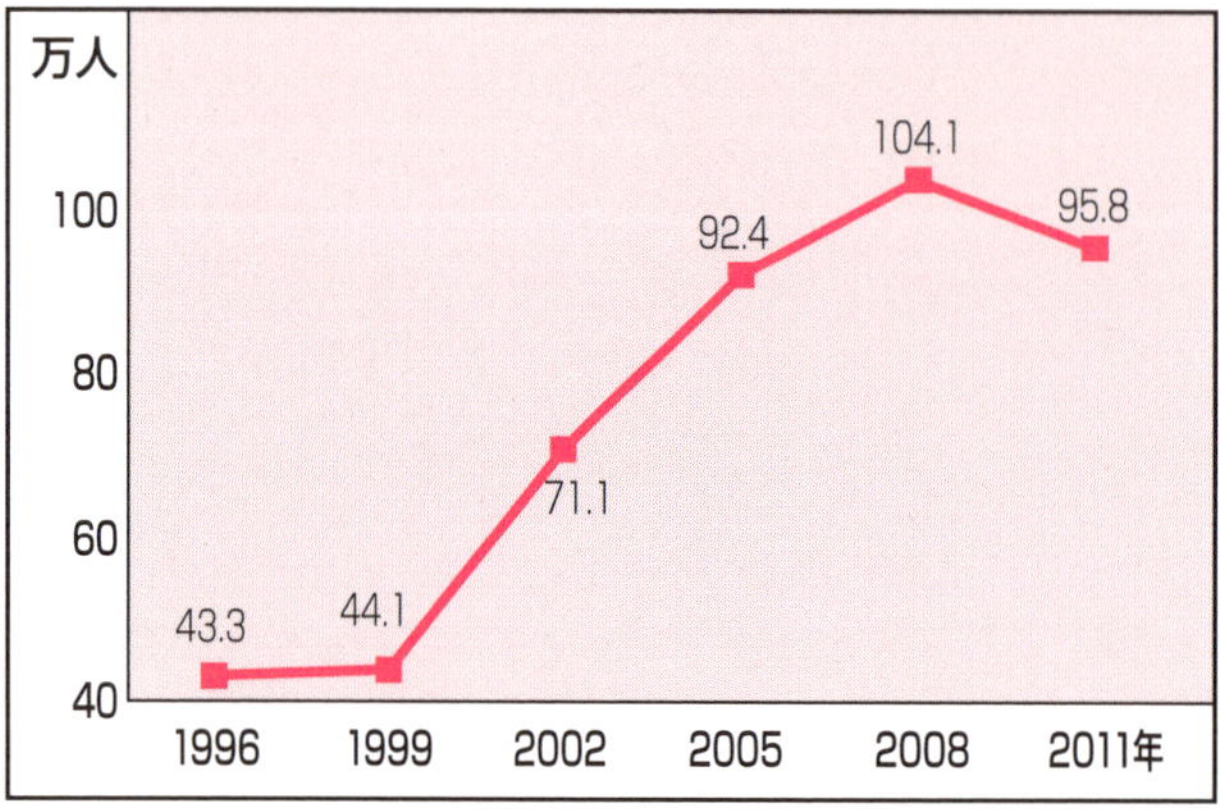

いまなにが問題か

うつ病の治療でいま大きな問題になっているのが、再発です。休養をとり、治療に専念すると回復しますが、休養を終えて社会生活に戻ったところで、再び症状が出てしまうのです。

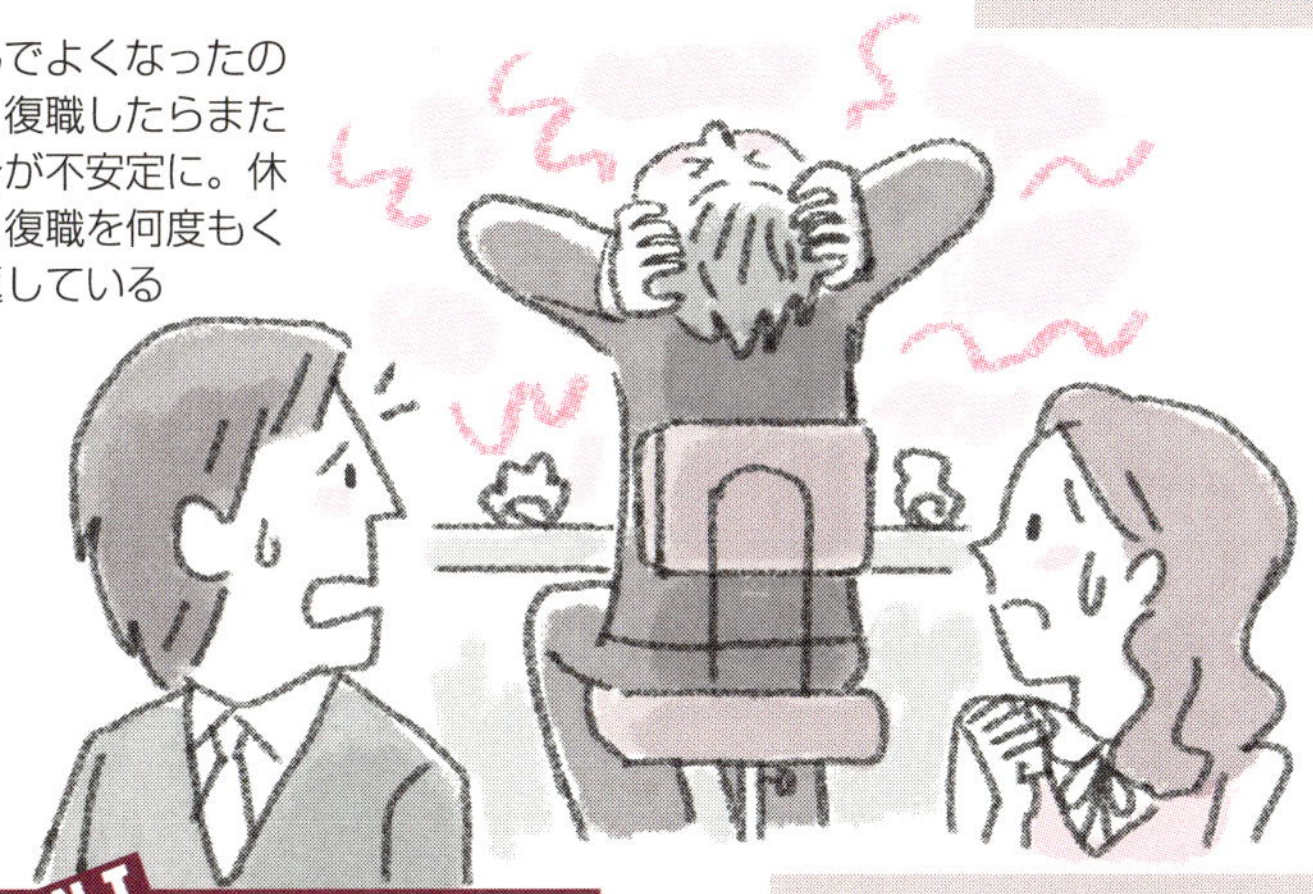

休んでよくなったのに、復職したらまた心身が不安定に。休職と復職を何度もくり返している

再発がなかなか防げない

回復しても再発するケースが多い。その予防法がなかなか確立しない。とくに休職・復職する人のケアが難しい

治せるようになってきた

診断基準や治療法が進歩し、対応できる医療機関も増えた。うつ病を回復させることはかなりの割合でできるようになった

治りにくい人がいる

抑うつ症状をうったえる人のなかに、従来の治療が効きにくい人がいる。ほかの病気の可能性や、併存症の有無を調べなければいけない

POINT

「うつ」の多様化

抑うつ症状を引き起こす背景として、従来のうつ病以外に、躁うつ病や非定型うつ病などの気分障害、発達障害やパーソナリティ障害などの可能性も考えられます。うつ病の診断が出ている人でも、治療が進まない場合には別の病気を考慮します。

再発予防が重要なテーマに

うつ病の診療に関しては、脳機能異常の解明や新しい治療法の開発など、さまざまなテーマがありますが、なかでもいま日本で注目されているのが、再発予防です。

うつ病になっても適切な治療を受ければ、症状は解消し、日常生活を送れるようになります。病気から回復するわけです。

しかしその状態で仕事などの社会生活を再開すると、病気が再発してしまいます。従来の回復レベルでは、自宅を出て社会生活を送るときのストレスや負担には耐えきれないのです。

そこで最近では、うつ病の療養後に一定期間のリハビリをおこない、社会生活に耐えうる状態にまで回復レベルを上げるとりくみがおこなわれています。

うつ病が長期化するわけ

従来の治療は、社会復帰まで見越していない

うつ病の治療は従来、症状の改善だけを目指しがちで、再発せずに働き続けることを目標に掲げることは多くありませんでした。それが長期化を招く要因となっていました。

うつ病からの回復イメージ

うつ病の治療を３段階に分けて考えると、長期化を防ぐ道がみえてきます。休んで安静にする時期、日常生活ができる時期、そして就労できる時期の３段階です。

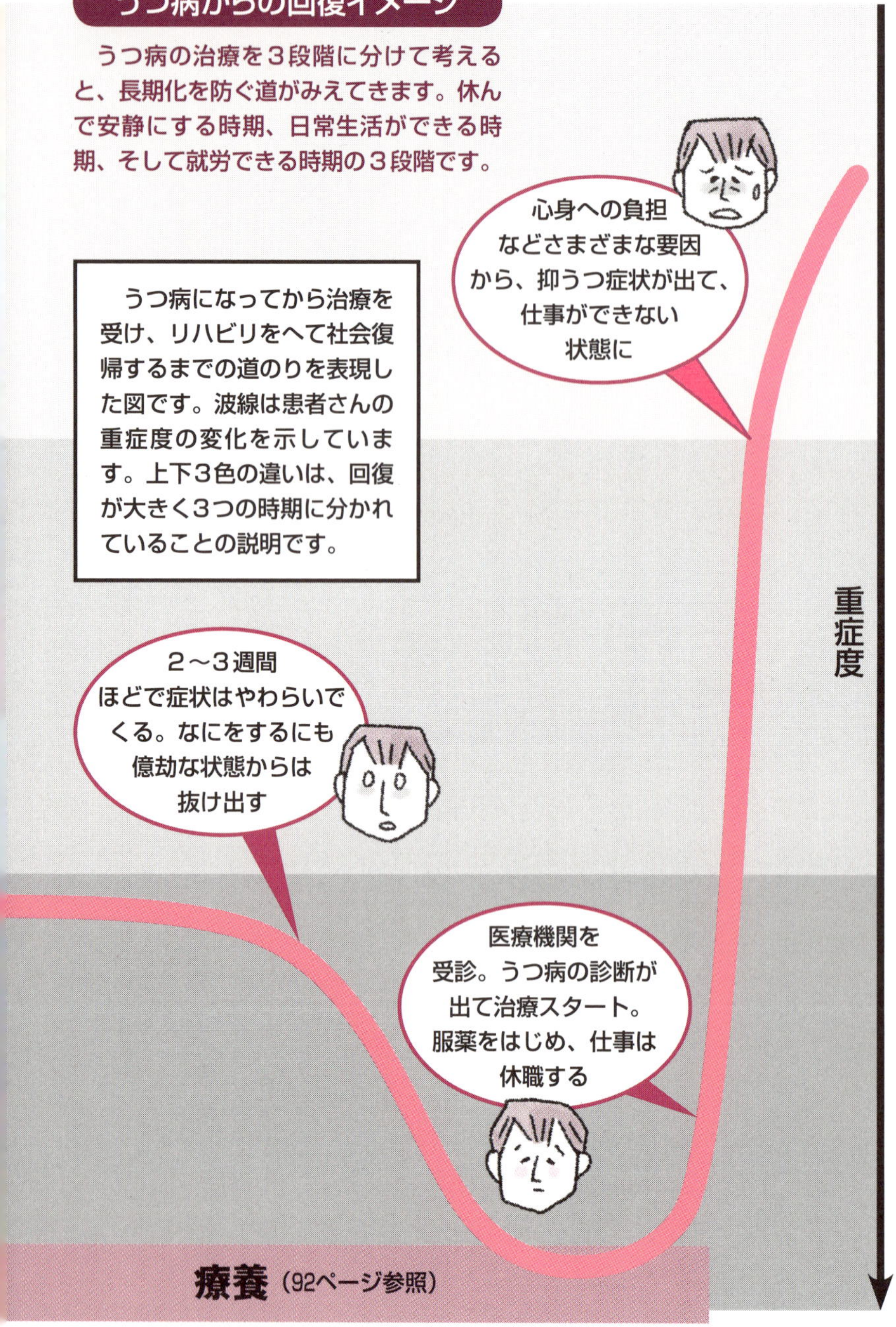

うつ病になってから治療を受け、リハビリをへて社会復帰するまでの道のりを表現した図です。波線は患者さんの重症度の変化を示しています。上下３色の違いは、回復が大きく３つの時期に分かれていることの説明です。
心身への負担などさまざまな要因から、抑うつ症状が出て、仕事ができない状態に
医療機関を受診。うつ病の診断が出て治療スタート。服薬をはじめ、仕事は休職する
2～3週間ほどで症状はやわらいでくる。なにをするにも億劫な状態からは抜け出す
重症度
療養（92ページ参照）

治療のゴールは再燃させないこと

従来のうつ病治療がゴールとしてきたのは、症状が消えて心身の状態が改善すること。確かにそれは病気からの回復ですが、患者さんの多くは、もっと高いレベルの回復を必要としています。

最近では、うつ病を治すだけでなく、ストレス対策なども伝え、社会生活に適応できるレベルにまで患者さんの状態を回復させることが、重要になっています。

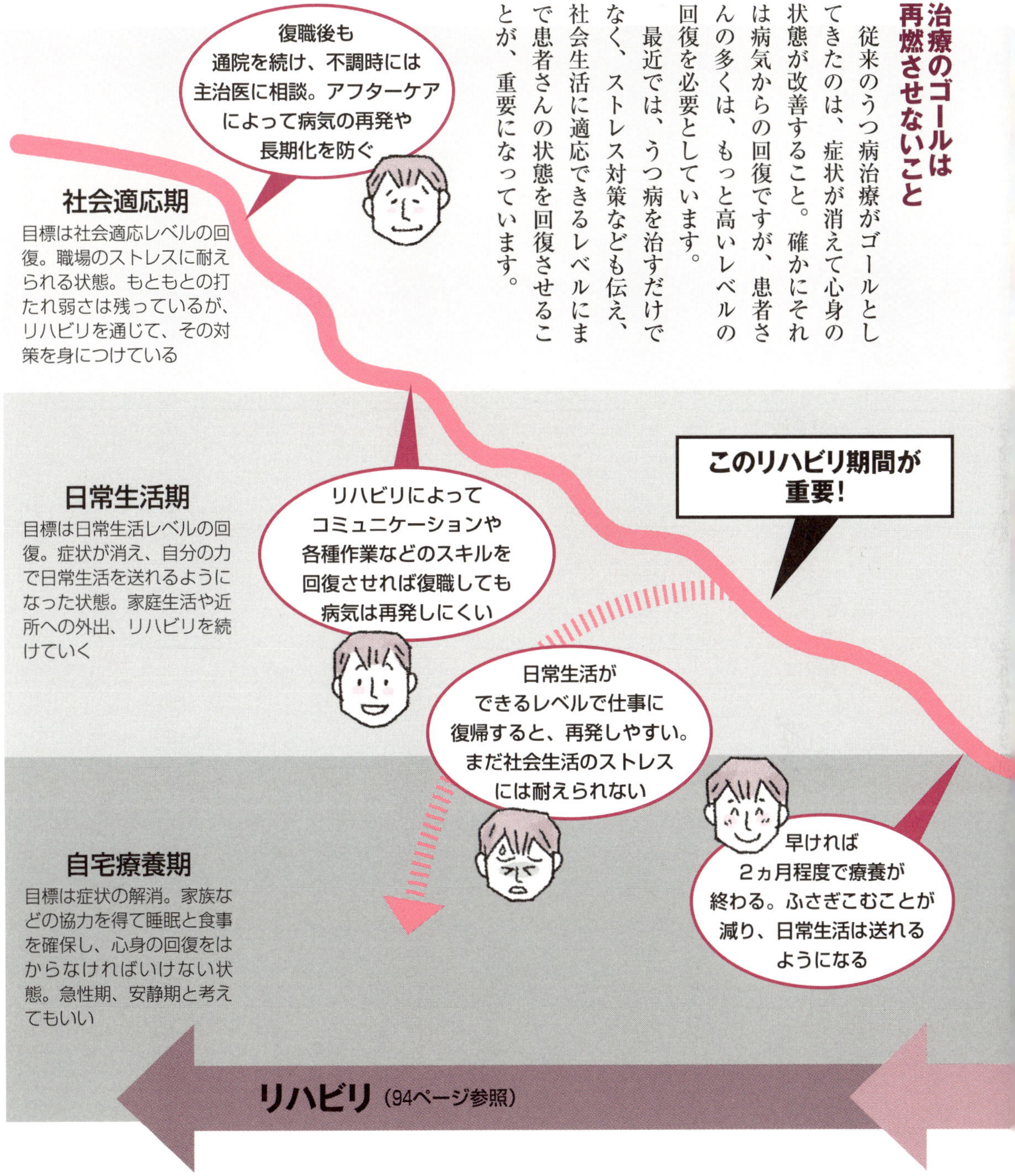

復職後も通院を続け、不調時には主治医に相談。アフターケアによって病気の再発や長期化を防ぐ
社会適応期
目標は社会適応レベルの回復。職場のストレスに耐えられる状態。もともとの打たれ弱さは残っているが、リハビリを通じて、その対策を身につけている
このリハビリ期間が重要！
日常生活期
目標は日常生活レベルの回復。症状が消え、自分の力で日常生活を送れるようになった状態。家庭生活や近所への外出、リハビリを続けていく
リハビリによってコミュニケーションや各種作業などのスキルを回復させれば復職しても病気は再発しにくい
日常生活ができるレベルで仕事に復帰すると、再発しやすい。まだ社会生活のストレスには耐えられない
早ければ2ヵ月程度で療養が終わる。ふさぎこむことが減り、日常生活は送れるようになる
自宅療養期
目標は症状の解消。家族などの協力を得て睡眠と食事を確保し、心身の回復をはからなければいけない状態。急性期、安静期と考えてもいい
リハビリ（94ページ参照）

治療とリハビリ（自宅療養期）

休養と服薬で得られるのは、回復の第一段階

うつ病の治療法はおおむね確立され、ガイドラインも発表されていますが、従来の治療は症状の解消など、第一段階の回復をめざすものです。

うつ病の治療

治療は休養と薬物療法を中心としながら、精神療法やそのほかの方法も組み合わせておこなわれます。その割合は医師によって異なります。

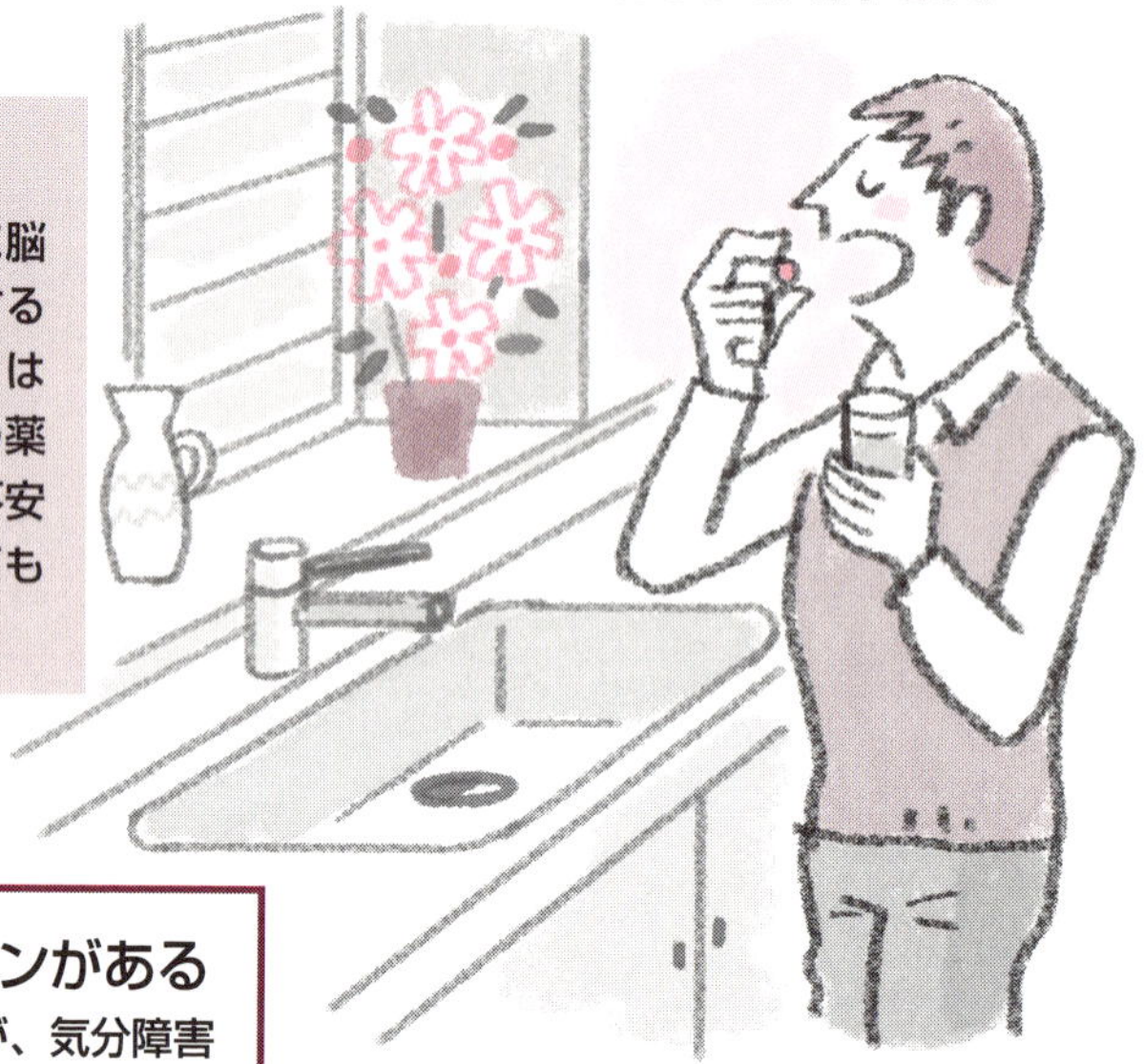

抗うつ薬などの薬を毎日服用するケースが多い。薬は1種類を少量使うことからはじめて、様子をみる

薬物療法

薬を使って、主に脳機能の異常を緩和する治療法。うつ病ではSSRIなどの抗うつ薬がよく使われ、抗不安薬や睡眠導入薬なども併用する

POINT ガイドラインがある

日本うつ病学会が、気分障害の治療ガイドラインを公表しています。治療の基本的な流れはすでに確立しているのです。

休養

治療初期になにもしないで休むことも、治療の一環。患者さんが自分からなにかしたいと感じるまでは、ただ寝ているだけでもいい

精神療法

医師が患者さんと対話などのやりとりをくり返し、患者さんの精神的な不調を解消していく治療法。認知行動療法などさまざまな手法がある

そのほかの治療法

電気けいれん療法（m-ECT）や磁気刺激療法（TMS）などの治療法もおこなわれている

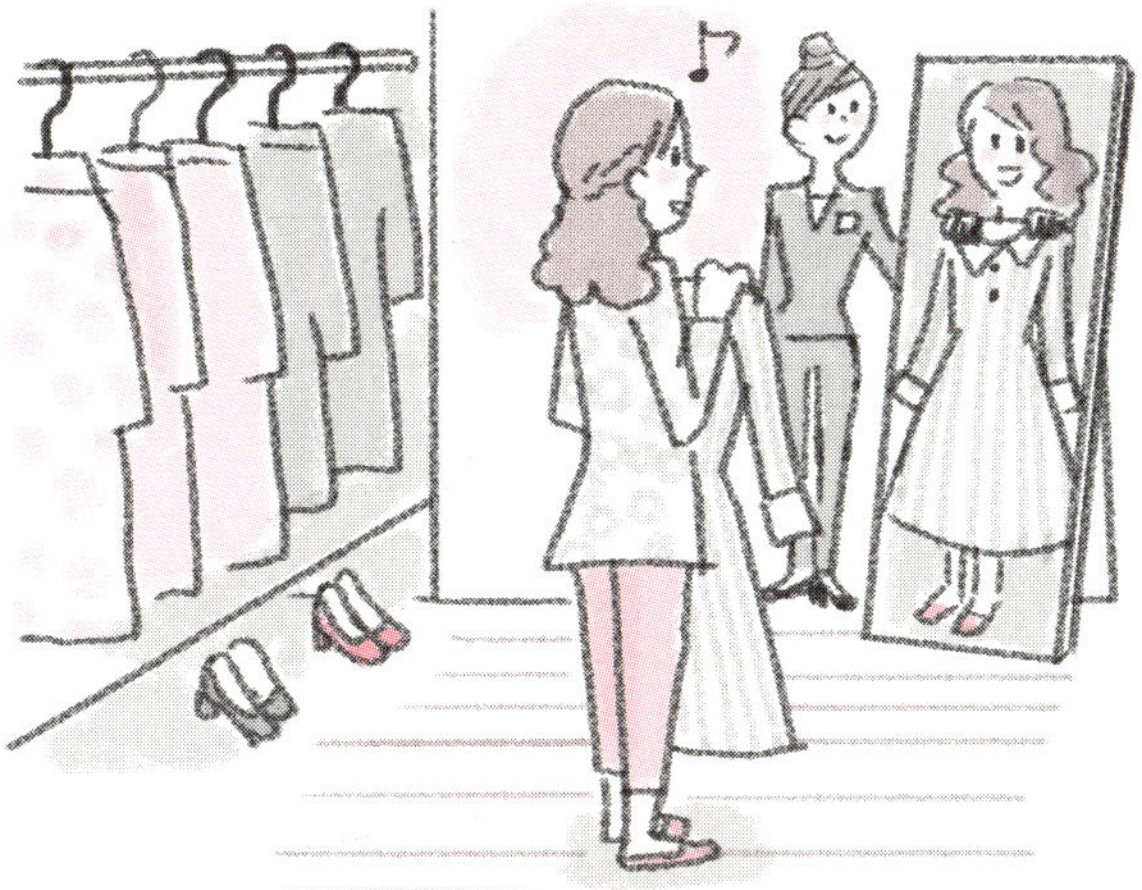

職場では抑うつ症状が起こり、買い物など自分の好きなことは楽しめるという場合、うつ病の治療が効きにくい適応障害の可能性がある

治療だけでは足りない

従来のうつ病にも、うつ病と関連するほかの病気にも、医学的な治療だけでは改善できない面があることがわかってきました。患者さんの生き方や考え方、働き方には、リハビリによるアプローチが有効です。

適応障害などほかの病気

休養と薬物療法だけでは状態が変わらない。生活環境の見直しや、本人の考え方の調整も必要

↓

抑うつ症状の原因がほかの病気だった場合も、その病気の治療と並行して、考え方の調整につながるリハビリもおこなったほうが、その後の適応が望める

うつ病

休養と薬物療法を中心とする治療では、生き方や考え方は変わらず、病気が再発しやすい

↓

通勤することや業務をこなすこと、職場の人間関係などへの適応については、精神療法でも対応できるが、リワーク支援などのリハビリも利用したほうがいい

リハビリ

症状のおさえ方は確立されてきた

　うつ病の症状自体は、一定期間の休養と服薬によって解消されることがわかってきました。薬の開発が進んだ結果、従来のような強い副作用は減り、薬の選択肢も増えています。また、精神療法の実践も広がっていて、うつ病の治療環境は進歩してきています。

リハビリの必要性がわかってきた

　治療法の確立とともに、従来の治療ではカバーできない部分もわかってきました。それが再発予防の難しさです。

　再発予防には、社会生活への適応スキルが必要です。精神療法に時間をかければ、スキルの見直しや向上をめざすこともできるのですが、集団でリハビリにとりくむほうが高い効果が期待できます。そこで、リワークなどを活用したリハビリの必要性が高まってきているのです。

人と交流し、リハビリしてはじめて第二段階に

家族や同僚との関係を見直したり、医療機関でリハビリを受けることで、第二段階の高い回復レベルに到達します。

ストレスとうつ病の関係

ストレスが多い生活をしていると、抑うつ症状や体の不調などのストレス反応が引き起こされます。ストレス反応は通常、一時的なものですが、うつ病の場合には２週間以上、症状が続きます。

年齢や性別、性格、自尊心の強さなど、個人的な因子によって、ストレス反応の出やすさが異なる

家族からの要求や、家庭生活の安定性など、仕事以外の因子もストレッサーになる

家族や同僚から支援が得られている場合には、ストレス反応が出にくくなる

ストレッサー

ストレスのもとになるもの。職場では、人間関係や仕事の厳しさや不明瞭さ、役割の重さなど

ストレス反応

ストレッサーによって引き起こされる心理的・身体的・行動的な反応。抑うつ症状や体調不良、飲酒量の増加など

うつ病

抑うつ症状や意欲の減退、食欲不振、疲れやすさ、自殺願望などが２週間以上、毎日続く状態。ストレス反応が慢性化しているケースと、ストレス反応には関係なく引き起こされているケースがある

NIOSH Job-stress Modelをもとに作成

POINT

メカニズムは複雑

うつ病はストレスの影響を受けやすい病気ですが、必ずしもストレス反応の蓄積が発病に関わるわけではありません。このモデルは典型的な例のひとつとして考えてください。

リハビリでもろさを補う

うつ病の人には、多くの場合、社会生活をするうえでのもろさがあります。ストレスに対する打たれ弱さや、過度の責任感、人間関係構築の苦手さなどです。リハビリをすることで、このもろさを補えます。

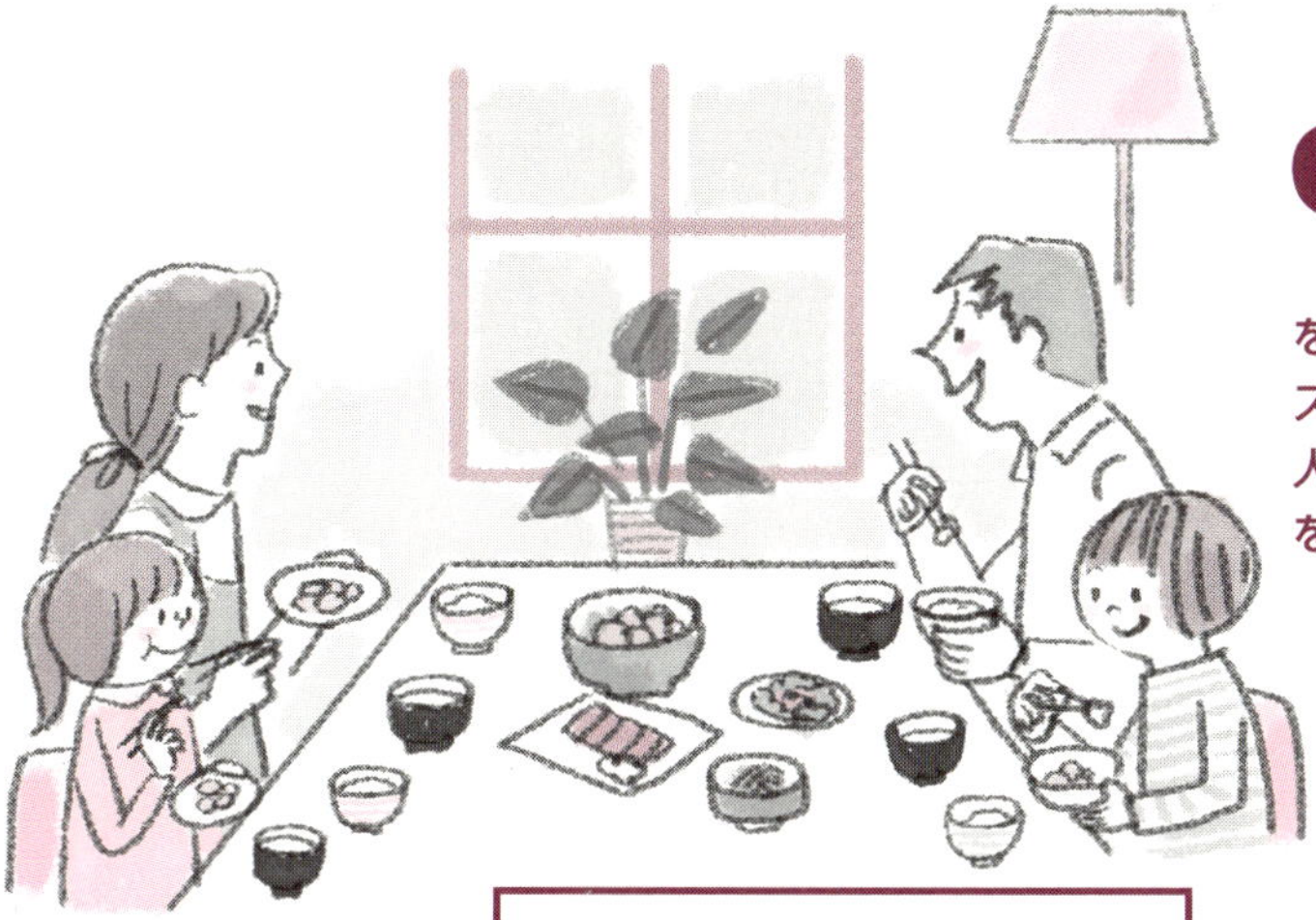

仕事量を減らして家族団らんの時間をとるなど、発病前とは考えを変えて生活をつくっていく

リハビリ

セルフケアの習得
心身の調子をくずしたときの対処法として、休むことや考えを整理することを学んでおく

生き方の見直し
家庭生活や働き方に無理がないか、考える。発病の要因をできるかぎりとりのぞく

スキルの改善
集団行動などを通じて、事務作業やコミュニケーションのスキルを改善。ストレスを感じやすい点を自覚し、対策をとる

リハビリはストレスに効く
生活面、仕事面の見直しをおこない、その対策を習得することで、ストレスをためにくくなり、うつ病が再発しにくい状況をつくれる

症状をおさえることと、ストレス対策をとることはどちらも重要

従来の治療は症状に効く
服薬や休養は、脳機能の調整や、意欲の回復につながる。症状を解消する役に立つが、生活面のストレス対策にはならない

リハビリは医療機関のデイケア形式が多い

うつ病のリハビリには、リワークプログラム（九六ページ参照）などさまざまな活動があります。

多くは医療機関のデイケアとしておこなわれていて、患者さんどうしのグループ活動や、医療スタッフによる心理教育の形式をとっています。

医療スタッフや同じ病気の人と交流するなかで、生き方や働き方を見直し、ストレスをためにくい生活をつくることができます。それが再発予防につながります。

治療とリハビリ（社会適応期）

段階をふんで職場復帰すれば、就労継続がみこめる

リハビリの一例に医療機関のリワークプログラムがあります。プログラムにとりくむことで、復職の成功率向上が期待できます。

療養とリハビリがうつ病対策の基本に

従来の治療に加えて、リワークプログラムなどのリハビリをおこなうと、職場復帰後の定着率が高くなることがわかってきました。

リワークプログラムでは、患者さんは仕事ができるようになるまでの回復をめざします。行動や考え方を見直し、ストレスへのセルフケアを身につけて、うつ病の再発を防ぎます。

今後は、療養に加えてリハビリをしてから職場復帰することが基本的な形になるでしょう。ケガの治療や体の手術のあとのように、急性期の治療にリハビリが続く形が、精神科医療でも広がっていくものと考えられます。

リハビリの効果

リハビリによって再発が防げることは、調査結果にも表れています。通常の治療だけを受けた人に比べて、リハビリ（リワークプログラム）にも参加した人のほうが、働き続けられる割合が明らかに多いのです。

リハビリをした人たち
休職時に医療機関のリワークプログラムにとりくみ、働き方などを見直してから復職。復職後約３年が経過しても７割は就労継続がみこめる

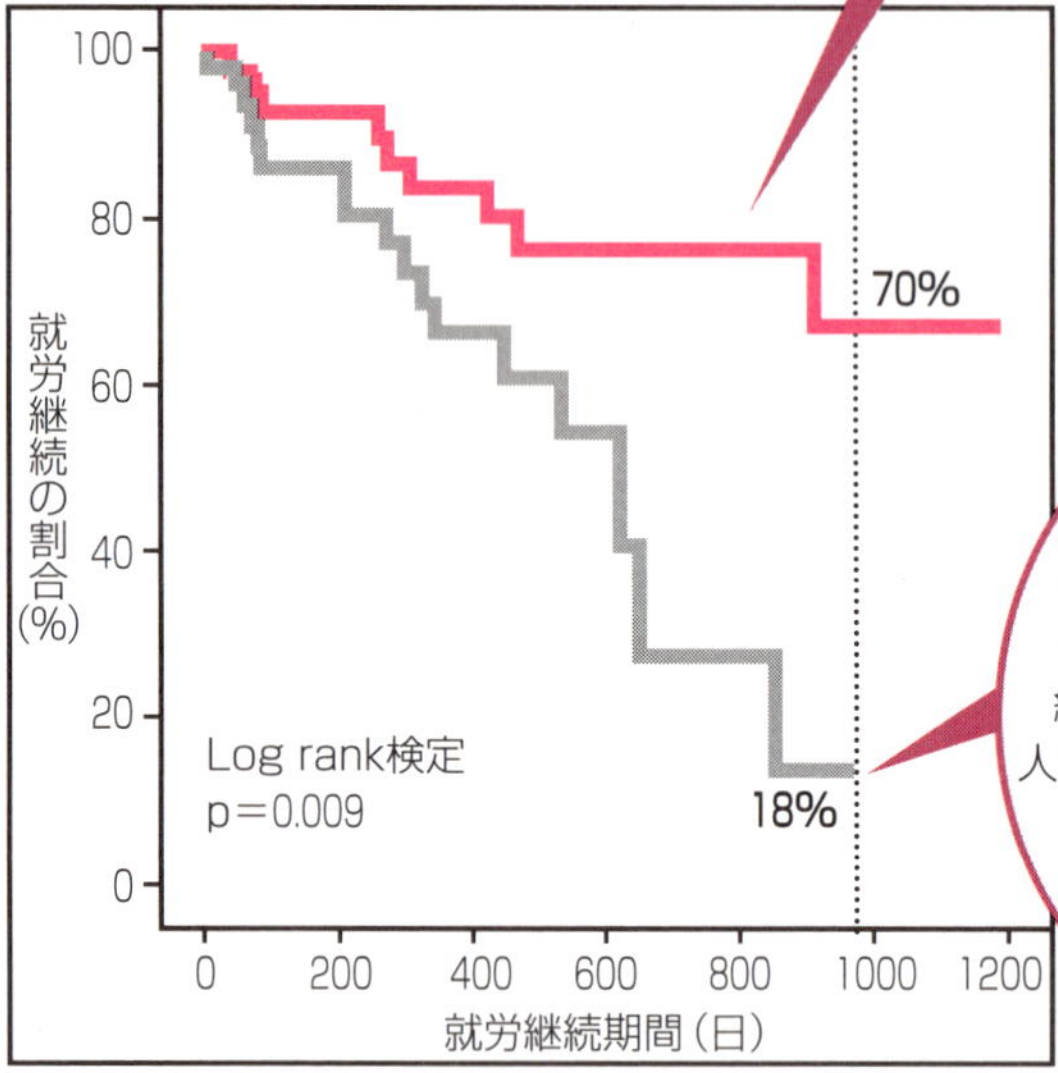

100
80
60
40
20
0
就労継続の割合（%）
0
200
400
600
800
1000
1200
就労継続期間（日）
70%
18%
Log rank検定
p＝0.009

通常の治療をした人たち
休養や服薬、精神療法など、従来の治療で回復し、復職。約1ヵ月間はリハビリをした人たちとさほど変わりがないが、３ヵ月を越えたころから、就労継続の割合に差が生じてくる

◀**復職後の比較**

五十嵐良雄／大木洋子「リワークプログラム参加者の復職後の就労予後に関する調査研究 東京 厚生労働省障害者対策総合研究事業（精神障害分野）」（2012）P39-46より

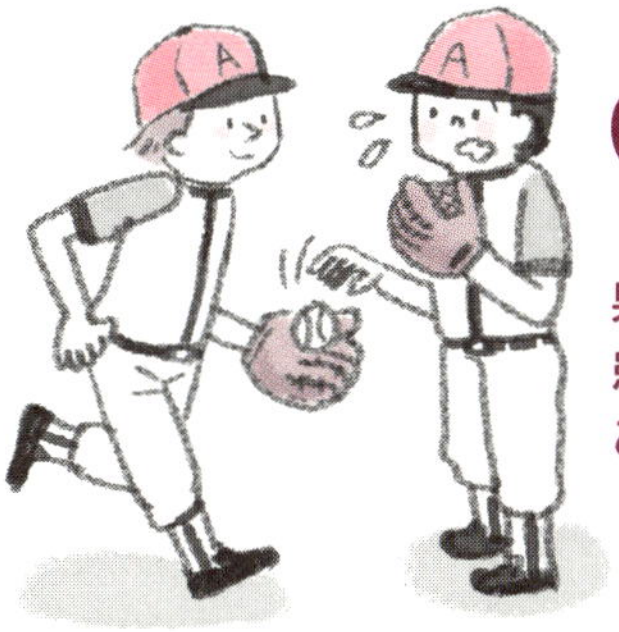

より適切なリハビリを

医療機関などのリワークプログラムには一定の効果があることがわかってきましたが、そのためには患者さんが半年程度の休養をとる必要があります。この期間を短くする試みがはじまっています。

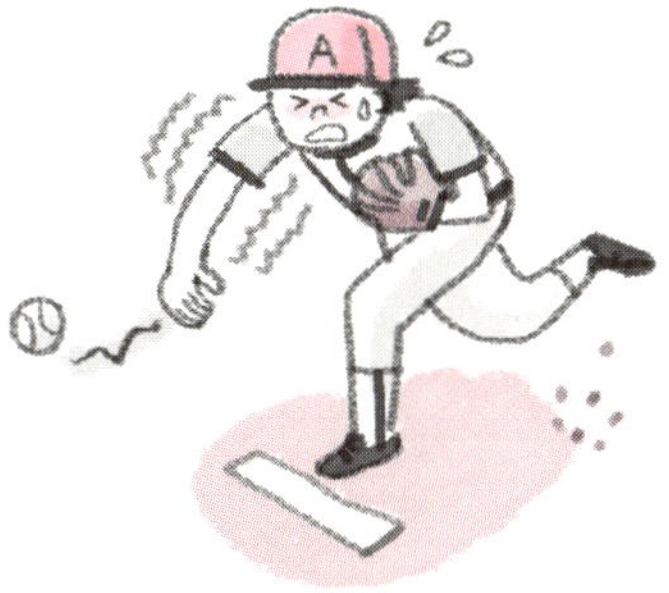

復帰はするが、できる範囲で力を尽くす。無理をせず、人を頼る

万全ではないのに全力投球をして、肩を痛めてしまうようなもの

うつ病からの回復

はじめての発症であれば、数ヵ月間で回復することが多い

リハビリにとりくむ

症状が解消したあと、医師のすすめでリワークなどのリハビリをスタート

準備して社会復帰（○）

心身の状態がさらに回復し、無理をしない生き方も習得。再発させずに働けるように

すぐに社会復帰

症状がおさまり、医師から回復したと言われたタイミングで社会生活に復帰

再発して治療生活に（×）

身体的にも精神的にも疲れやすさがあり、ストレスをためて再発。治療をやり直すことに

ベストなリハビリは？

リハビリ期間が長くなりすぎないよう、医療機関で、さまざまな工夫がおこなわれはじめている

短期間のリハビリもいずれ可能に？

休職者を抱える企業からの意見として、リハビリが重要とはいえ、社員が半年以上休むのは長いという声があります。体調を整えて戻ってきても、職場の状況が変わっていて、復帰しにくい場合があるというのです。

このような問題に向けて、本書監修者のクリニックでは、リハビリの短期間版をつくるとりくみがはじまっています。

さまざまな医療機関で、ほかの病気が併存している人への長期間版や、うつ病以外の病気に対応するアレンジ版など、リハビリの工夫がおこなわれています。

リワーク・ベーシック

2014年3月から品川駅前メンタルクリニックで実施されはじめたリワークプログラム。うつで初めて休業する社員を主な対象として、3～6ヵ月での職場復帰をめざすとりくみ

- 目標設定を明確にして復帰をめざす
- うつで休業を繰り返している社員向けに2004年から別のプログラムを実施している

COLUMN

患者さん・家族・職場が知っておきたい心の病気

うつ病と診断されて治療を受けていても
状態がなかなか改善しないときには、
別の病気の可能性があります。
関連の深い病気を知っておき、
心配なら主治医に相談しましょう。

薬をのんでも効果が出ていないようだけど、このままで大丈夫？

精神療法やリハビリを受けても、生活や考え方がなかなか変えられない……

以前は気分がふさいでいたけど、このごろは高揚感がある。本当にうつ病？

現代型うつ

病名ではなくマスコミ用語。抑うつ症状はあるが、従来のうつ病に当てはまらない状態。プライベートでは症状が出ないことや他罰的な言動が特徴とされる。適応障害の場合もある。

統合失調症

幻覚や妄想などの症状を主とする精神疾患。うつ病とは異なる脳機能障害が起こっている状態。抑うつ症状が出ることがあり、うつ病と診断される場合があるが、治療がなかなか効果を出さない。

適応障害

家庭や職場など特定の環境への適応に苦しむ障害。抑うつ症状が出るが、ストレスの影響が強く、抗うつ薬は奏功しないこともある。薬の効きめが悪いときや、職場限定で症状が強くなるときなどに適応障害を疑う。

発達障害

先天性の脳機能障害の一種。社会的な行動を苦手とするケースが多く、そのため、うつ病を二次的に発症することがある。うつ病の療養とリハビリをしても、治りにくい場合や再発が多い場合に疑われる。

双極性障害

躁うつ病。抑うつ症状と躁症状がどちらも現れる精神疾患。うつ病と同じ気分障害に属する。うつ病の診断が出たあとに、極端な高揚感や万能感が現れ、双極性障害に診断が変わるケースがある。

健康ライブラリー イラスト版

うつ病《びょう》の人《ひと》に言《い》っていいこと・いけないこと

2014年4月24日 第1刷発行
2022年3月 4 日 第6刷発行

監 修	有馬秀晃（ありま・ひであき）
発行者	鈴木章一
発行所	株式会社講談社 東京都文京区音羽二丁目12-21 郵便番号 112-8001 電話番号 編集 03-5395-3560 販売 03-5395-4415 業務 03-5395-3615
印刷所	凸版印刷株式会社
製本所	株式会社若林製本工場

N.D.C. 493 98p 21cm

KODANSHA

ISBN978-4-06-259781-4

■監修者プロフィール

有馬 秀晃（ありま・ひであき）

品川駅前メンタルクリニック院長。医学博士。東京大学大学院医学系研究科精神保健学分野客員研究員。日本産業衛生学会代議員。東京医科歯科大学大学院博士課程修了。産業医科大学産業医学ディプロマ修了。スタンフォード大学との共同研究などをへて、現職。

専攻は精神医学、産業精神保健学。とくにうつ病の人の復職支援。現在は短期間での復職をめざす「リワーク・ベーシック」プログラムの研究・実践に従事。

著書に『うつ病リワークプログラムのはじめ方』（弘文堂、分担執筆）など。

■参考資料

秋山剛監修、うつ病リワーク研究会著『うつ病リワークプログラムのはじめ方』（弘文堂）

秋山剛監修、うつ病リワーク研究会著『誰にも書けなかった 復職支援のすべて』（日本リーダーズ協会）

うつ病リワーク研究会編集『うつ病リワークプログラムの続け方――スタッフのために』（南山堂）

厚生労働省「心の健康問題により休業した労働者の職場復帰支援の手引き」（厚生労働省）

佐古泰司／飯島裕一著『うつ病の現在』（講談社）

吉野聡／松崎一葉著『現役 精神科産業医が教える「うつ」からの職場復帰のポイント』（秀和システム）

『AERA LIFE アエラムック 職場のうつ 復職のための実践ガイド 本人・家族・会社の成功体験 2011-2012』（朝日新聞出版）

●編集協力 オフィス201
●カバーデザイン 松本 桂
●カバーイラスト 長谷川貴子
●本文デザイン 勝木雄二
●本文イラスト 植木美江

講談社　健康ライブラリー　イラスト版／スペシャル

新版　入門 うつ病のことがよくわかる本

六番町メンタルクリニック所長
野村総一郎　監修

典型的なうつ病から、薬の効かないうつ病まで、最新の診断法・治療法・生活の注意点を解説。

ISBN978-4-06-259824-8

新版　双極性障害のことがよくわかる本

六番町メンタルクリニック所長
野村総一郎　監修

絶好調かと思えばどん底。その苦しさは双極性障害かも。財産、家族、命までも失いかねない病気。早期発見を！

ISBN978-4-06-259813-2

認知行動療法のすべてがわかる本

千葉大学大学院医学研究院教授
清水栄司　監修

治療の流れを、医師のセリフ入りで解説。考え方の悪循環はどうすれば治るのか。この一冊でわかる。

ISBN978-4-06-259444-8

発達障害の人が長く働き続けるためにできること

メディカルケア虎ノ門院長
五十嵐良雄　監修

自分の特性を理解して、会社を辞めずに仕事を続けていく方法を徹底解説。豊富なケース例も参考に。

ISBN978-4-06-278973-8

なかなか治らない難治性のうつ病を治す本

杏林大学教授　はるの・こころみクリニック院長
田島　治　監修

うつ病が治らないのは薬のせい？　じつは双極性障害？治療法を見直して不要な薬を整理し、心の回復力をつける

ISBN978-4-06-516188-3

自傷・自殺のことがわかる本 自分を傷つけない生き方のレッスン

国立精神・神経医療研究センター精神保健研究所
松本俊彦　監修

「死にたい…」「消えたい…」の本当の意味は？回復への道につながるスキルと適切な支援法！

ISBN978-4-06-259821-7

講談社　こころライブラリー　イラスト版

境界性パーソナリティ障害の人の気持ちがわかる本

ホヅミひもろぎクリニック院長
牛島定信　監修

本人の苦しみと感情の動きを図解。周囲が感じる「なぜ」に答え、回復への道のりを明らかにする。

ISBN978-4-06-278967-7

うつ病の人の気持ちがわかる本

大野裕、NPO法人コンボ　監修

病気の解説本ではなく、本人や家族の心を集めた本。言葉にできない苦しさや悩みをわかってほしい。

ISBN978-4-06-278966-0